日本薬膳学会公認

YAKUZEN

はじめての薬膳

簡単で
美味しくて
運気も上がる！

日本薬膳学会代表理事
髙木久代 著

かざひの文庫

はじめに

きっかけは虚弱体質――英語の教員から薬膳の道へ

あなたは、今日何を食べたかを覚えていますか?

"You are what you eat."

これは、「人は食べたものでできている」という英語の慣用表現であり、「命は食にあり、食誤れば病たり、食正しければ病自ずと癒える」という中国医学の考え方にも通じるものです。

英語でご紹介したのは、実は私の本来の専門分野は英語だからです。

もともと、私は、医学英語の教員であり、現在は三重県にある鈴鹿医療科学大学で、副学長兼保健衛生学部教授を務めています。

その一方で、薬膳料理研究家、一般社団法人日本薬膳学会の代表理事でもあります。

数十年の長きにわたり英語を教えてきた私が、なぜ薬膳の道を志したのでしょうか?

きっかけは、私自身の虚弱体質にありました。

中国で出会った食事での体調管理＝薬膳

40代の頃、私は鈴鹿医療科学大学初代理事長であり天津の名誉市民であった父に同行し、毎年のように中国へ足を運んでいました。

しかし、もともとの体の弱さゆえ、中国へ行くたびに体調を崩していたのです。

そんな私を見かねたのか、ある時、周囲の中国人が「あの食材を食べるといい」「これを食べてみなさい」といろいろな料理を食べさせてくれました。

彼らが勧めてくれたのは、高級食材や希少な漢方などではありません。それでも、その食事で確かに私の体調は改善していったのです。「食べ物でこんなに元気になるんだ！」と衝撃を受けた私が帰国後に大学の医療栄養学科の教員にその話をすると、「それは薬膳ですよ」と教えられました。

日常の食事が薬のように体を整える……だから「薬の膳」と書いて「薬膳」なのだ、と腑に落ちた瞬間です。

これが、私と薬膳との出会いでした。

薬に頼らずとも、病院に行かずとも、普段の食事で不調を改善することができる、と身をもって知ったことは私に大きな気づきを与えてくれました。

それと同時に、薬膳に興味が湧き、学んでみたいという気持ちがむくむくと湧いてきたのです。

幸い、私の勤務先は医療系大学のため、栄養学、薬学、鍼灸など薬膳に関わりの深い分野の専門家が揃っています。

そこで、彼らと薬膳の勉強会へ参加し、時には中国の天津にまで出向き、専門家のもとで知識を身につけました。

そうするうちに、ついに「自分たちで薬膳を学ぶ場を立ち上げよう！」と2013年に設立したのが日本薬膳学会です。

60歳を目前に、医学部での新たな学び

しかし、当時の私の肩書きはあくまで英語の教員。そこで、より薬膳に関わる専門的な知識を学ぶために選んだのが、医学部医学研究科への進学でした。

周囲の人々には、「えー、今更無理でしょう⁉」などと言われな

がらも、夜な夜な勉強に励み、私は三重大学医学部医学研究科の博士課程に入学することができたのです。59歳の時のことでした。
食事と健康の関わりについて学びたかったため、糖尿病を専門にする教授のもとで必死に勉強しながら、どうにか4年間で博士号（医学）を取ることが叶いました。

そうして、現在の私は、中国医学に栄養学などの西洋医学的知見をプラスした現代の日本人向けの薬膳を研究し、「東西医学を融合した新しい薬膳」の普及に努めている次第です。

薬膳は簡単！
元気の秘訣は冷蔵庫いっぱいのヤマイモ

今、日本では「薬膳」という言葉が一人歩きし、偏った知識や日本人には合わないのではないかな、と思われる薬膳も散見されます。

本書は西洋医学的なアプローチも取り入れながら、中国医学に基づく薬膳の正しい知識を「初めての方にも分かりやすく、忙しい日々の中でも取り入れやすいようにお伝えしたい」という思いのもとに作りました。


薬膳には、特別な食材や薬、漢方は必要ありません。

例えば、わが家の冷蔵庫には、いつもヤマイモがたっぷり常備されています。

ヤマイモが精をつける食べ物というのは有名ですね。

薬膳の考え方では、ヤマイモは、脾、肺、腎の機能を高め、『気』を補うとされています。この『気』というのもまた、薬膳のベースである中国医学の考え方です。

「今日は疲れたな、やる気が出ないな」と感じたから、夕飯に山芋のすりおろしを食べる――たったこれだけのことでも、立派な薬膳なのです。

季節、土地、そして自分の体。この3つに寄り添ったものを食べる。

薬膳とはとってもシンプルな食養生＝食べることで元気になる料理です。

ほんの少しの知識と意識で、自分を元気にすることができるのが薬膳パワーです。

薬膳で運気を上げる

現在、私は71歳。

もともとは虚弱体質だったのが嘘のように、今では体調を崩すこともあまりなく元気いっぱいに過ごしています。

気が病むことを『病気』、運をもたらす気を『運気』といいますね。

体が『元気』であれば、『気持ち』も明るく活動的になります。

やりたいことをやり、生き生きしている人には自然と笑顔が生まれます。

その笑顔が周りの人を幸せにして、巡り巡ってまた自分も幸せになるという良いスパイラルに入っていきます。

正に開運になるのです。


「いつも明るく笑顔でいよう!」

これが私のモットーです。

もちろん悩むこと、落ち込むこともありますし、実は根暗です(笑)。それでも、常に新しいことを学び、好奇心を絶やさずに働いてこられたのはやはり健康な体あってこそだと実感しています。

この本を手に取って下さった皆様にもまた、気軽に毎日の食生活に薬膳を取り入れ、元気な体で運気を上げてもらいたいと切に願います。

CONTENTS

目次

第三章　体質別の薬膳

第四章　季節の薬膳

第五章　現代日本の薬膳

目次

第一章

薬膳の基本知識

医薬は台所にあり！

皆さんは、薬膳と聞くとどういうものをイメージするでしょうか？　生薬がたくさん入った薬臭い料理？　それとも珍しい食材を使った中華料理でしょうか？

これらはすべて間違いです。

薬膳は、決してそういった非日常なものではなく、一言でいうと「薬となるお膳」です。

現代医学の行き渡った世の中に生きていると、薬と聞くと化学的に作り出された錠剤などがまず思い浮かぶかもしれませんが、**薬膳でいう「薬」とは中国医学（以下、中医学）の考え方に基づくものであり、日常的に口にする食物を指します。**

ゆえに、〝薬が入った〟お膳ではなく、食事そのものが薬のように病気を防ぎ、体調不良を改善するという意味で〝薬となる〟お膳なのです。

病院ではなく、台所にある薬（食材）を用いた、健康になるための食事が薬膳です。

食養生と薬膳

薬膳という言葉は、清代に作られた比較的新しい言葉です。

元々、中国においては「食養（＝病気予防）」「食療（＝治療）」という呼ばれ方をしていました。

食べることで健康を保ち、食べることで不調を治す「食養生」という考え方です。今では、食養生と薬膳は同じ意味で使われることが多いようです。

中医学では、さまざまな食材が人間のどの臓器にどのように作用するかという効能を細かに分類しています（そちらについては後述します）。

中医学の理論を基に、薬としての効能がある食物を用いて、健康維持・健康増進・疾病予防・疾病治療を目的としたものが薬膳です。

薬膳の始まりは麹？

薬膳はどのように発展してきたのかというと、その歴史は新石器時代にまで遡ります。

この頃、農牧が盛んになり、調理加工する文化が形成されたことで陶器が作られ、酒が発明されました。この時代には酒の原料である麹が治療に用いられていたという記載も残っています。

麹は現代の日本の食文化にも深く根付いていますが、なんと新石器時代から酒は日常的な飲料であり、薬だったのです。

その後、人類は調理に火を多用するようになりました。

そうして紀元前16世紀頃、宰相伊尹《いいん》という料理人がスープから中医薬を煎じる方法を考案したのです。これが薬膳のひな形となりました。

そこから時は下り、西周（紀元前１０４５年～紀元前７７１年）時代、味噌や砂糖が作られ普及し始めました。

「食医」「疾医《しつい》」「瘍医《ようい》」「獣医」と呼ばれる官職が制定されたのもこの頃です。中でも食と健康の知識を持った「食医」は宮廷において地位が高く、皇帝の健康管理のために食を調合していました。

薬膳の基礎『神農本草経《しんのうほんぞうきょう》』――「薬食同源」と「未病」

そうして、今の薬膳の形は約３千年前の中国で誕生しました。食物の分類を行い、薬膳の考え方の礎となった書物が『神農本草経』。これは、中国に現存する最古の薬物学・薬草学に関する書物といわれており、『黄帝内経《こうていだいけい》』、『傷寒雑病論《しょうかんざつびょうろん》』と併せて、中医学における三大古典のひとつとされています。「神農」という中国の伝説上の皇帝の名前が冠されていますが、実際の著者は不明です。

この書の中では、神農自らが実験台として米・果実・魚など計３６５種の食物を食べ、どのような効能をもたらすか、有毒か無毒か、どのような病状に対して有効かを調べて詳しく分類しています。

また、食物を「上品《じょうほん》」（無毒で長寿の効能がある）、「中品《ちゅうほん》」（栄養をつける、治療に効果があるが毒性があるものも含まれる）「下品《げほん》」（治療効果はあるが、毒性・副作用のあるものが多い）の3種に分類しているのが特徴です。

上品は毒性がなく長期服用が可能で、予防を目的とし、シナモンやハトムギ、ヤマイモ、ハチミツ、ブドウなど現代の私たちにもとても馴染み深い「食材」のイメージが強いものが分類されています。

中品は体力を養うためのもので、使い方次第では毒にもなります。代表例は葛根、麻黄、芍薬など、現在では漢方薬の原料として名前を聞くことが多いものです。

下品は、作用が強いため治療に使うとされます。こちらも桔梗根、半夏、大黄など、薬のイメージが色濃いものが並び、長期的な服用、つまり食材として日常的に食べることはしません。

こうした考え方は遣隋使、遣唐使によって日本にも持ち込まれ、現代の和食の中にもそれらはしっかりと根付いているのです（日本における薬膳については、後ほど5章でお伝えします）。

この『神農本草経』にも書かれており、神農様の教えであり薬膳の根幹ともいえる大切な思想があります。

それが **①薬食同源 ②未病** です。

①「薬食同源」

現在、日本では「医食同源」という言葉を耳にすることが多いかもしれませんが、「薬食同源」が本来の言葉です。

意味は、読んで字の如し「薬も食物も源は同じ、毎日の食事こそが薬となる」。例えば、風邪の際に飲む漢方としてよく知られたものに「葛根湯」があります。この成分を見てみると、ショウキョウというものが入っています。

これは私たちの身近な食材であるショウガのこと。漢字ではどちらも生姜と書きます。

薬膳では、ショウガは冬に身体を温める食材として分類されています。「風邪をひかないために、冬の日々の食事にショウガを取り入れましょう」というのが薬膳です。

最終的な形態が漢方という薬なのか、食事（膳）なのかという違いだけで、身体に入るのは同じショウガです。

西洋医学で薬というと、ある症状や病気に対して強い効果を持つ成分を人工的に化学合成した物質がほとんどですが、中医学では薬と食材はイコールなのですね。

②未病

未病は、中医学における重要な概念であり、病気が発症する段階、病気の予兆があったり、身体のバランスが崩れ始めたりしている状態を指す言葉です。「病院へ行くほどではない」「自覚症状はあるが検査で異常は見つからない」など、100％の状態ではないものの、身体がまだ健康であり、病気への進行を防ぐことができる重要な時期とされているのが未病です。

中医学では、こうした病気になる前の身体の異常な変化に気付き、それを修正することで、病気の発症を遅らせる、または予防することを目指しています。そのため、未病の状態を正確に診断し、生活習慣を改善し病気の発症を予防することが重要視されているのです。

未病という概念は、病気になってからの治療ではなく、病気を予防し、さらには健康寿命を延ばすための基盤となる考え方であり、中医学の治療法や健康管理に関して、中心的な役割を果たしているのです。

東洋医学と現代医学（西洋医学）の違い

中医学は薬膳の基盤となるものです。

東洋医学という言葉はよく耳にするかと思いますが、中医学は、東洋医学の一つです。

その他の東洋医学には、インド医学（アーユルヴェーダ）や、ユナニ医学

（イスラム医学）があり、中医学とあわせて三大伝統医学と呼ばれることもあります。

伝統医学と現代医学（西洋医学）の大きな違いは、その目的が「治療」か「予防」かという点にあります。

現代医学は、感染症の根絶を背景に発展してきたもので、すでに発症しているものを治療する、治療医学を重視しています。

一方、中医学など伝統医学は予防を重視。先程説明した未病ですね。

「病気にかからないために何ができるか？」という発想から、日々の食事で体調を管理する薬膳も生まれているのです。

中医学のキーワード「気血水《きけつすい》」「三因制宜《さんいんせいぎ》」「天人合一《てんじんごういつ》」

中医学及び薬膳の考え方を理解する上で、欠かすことのできない大切な三要素があります。それが「気血水」「三因制宜」「天人合一」です。

■気・血・水

これは、中医学において人体を構成し生命活動を維持すると考えられている成分で、「気（き）」「血（けつ）」「水（すい）」と読み、薬膳にも大いに関わりがあります。

●気……生きるためのエネルギーで、人が健やかに生きていくために必要な要素とされています。これが足りていないと、疲れやすい、体力がないといった症状が出ます。

「気」の概念は、「元気」「気が滅入る」などの表現からも理解しやすいかと思います。健康に生きるためには、「気」のバランスが重要です。

●血……「血」は、現代医学の血液と近いもので、身体全体に栄養や気を運ぶ役割があります。

これにより、私たちの肌は潤い、活力が保たれます。

現代医学の血と異なる点は、精神面にも影響すると考えられる点です。血が不足すると精神不安や不眠などを招くとされます。

・水……中医学における「水」はいわゆる普通の水とは違い、血液以外の体内の液体を指します。それらが身体全体を潤しているという考え方です。

この「水」の適切な量と質が保たれていると、健康体を維持するのに役立ちます。食生活の乱れや過労などで「水」の不足や滞りの原因となります。

前述の未病は、これら気血水のバランスが崩れ始めている状態をいいます。そして、バランスを取るために重要なのが食事＝薬膳なのです。

■三因制宜

あまり馴染みのない言葉ですが、これこそが薬膳のルールといっても過言ではない、基本的なお約束事です。

「三因制宜」には「因地制宜《いんちせいぎ》」、「因時制宜《いんじせいぎ》」、「因人制宜《いんじんせいぎ》」の三つの教えがあります。一つ一つ見ていきましょう。

●**因地制宜**……「地理、気候条件、土地に適していること」、つまりその土地で育った食物、食文化を取り入れるということです。
土地柄と、食文化との間には密接な関係があります。

例えば、中国料理ですと四川料理は麻婆豆腐やエビチリに代表されるように、辛いことで有名ですが、これはなぜかというと、四川が乾燥した暑い土地だからです。トウガラシには、食欲増進や発汗作用があり、夏の暑さに負けない身体づくりに一役買ってくれます。

その土地に育った食物は、そこで暮らす人の身体に適しているという教えが因地制宜です。

●**因時制宜**……「季節や気候変化に適したもの、方法であること」、つまり季節に合った食物を、季節に合った調理法で食べるということですね。
季節の食材は人間がその時に必要とする栄養を与えてくれます。

「旬のものを食べると身体に良い」というのは日本においてもよく言われることですが、これは栄養学的に見ても証明されています。

例えば、夏野菜であるトマトやニンジンのカロテン量は、夏の最も多い時期と冬の最も少ない時期では倍近く違うことが分かっています。冬野菜のホウレンソウ、ブロッコリーのビタミンCも同様です。

野菜だけでなく、マサバやマイワシといった青魚のEPA・DHEも同じことがいえます。

また、暑い時期には身体を冷やすもの、寒い時期には身体を温めるものを食べるといったように、気候に合わせて体を調節することも健康のためには重要です。

第二章では、より詳しく、温める、冷やす、潤すなどそれぞれ食材の持つ特徴について見ていきます。

・**因人制宜**……「食する人の性別、年齢、体質、体調に合ったもの」ということです。体質というのは百人いれば百通り。

誰かにとっては体に良いものだったとしても、自分にとっても同じであるかは分かりません。

食物の特性を理解することも大切ですが、それと同じくらい大切なのが自分の身体を理解することです。

そして自分は今どういう状態なのか、ということにも敏感でいること。

疲れている、やる気がない、なんだかだるい、食欲がない。

そういった変化を見逃したり、気づかない振りをしていると、どんどん身体は悪いほうに行ってしまいます。

自分の身体と向き合うことが健康への第一歩ということですね。

また、何を食べるかということだけでなく、「お腹がいっぱいなら無理して食べない」ことも因人制宜に含まれるでしょう。

土地、季節、自分の身体に合わせた食事をする。

三因制宜の教えに従い選んだ食材を使った膳こそ「食する人に合った、オーダーメイドの膳」といえます。

現代の私たちの生活では、因地制宜を厳密に守ることは少々ハードルが高いかもしれません。

最低限、自分の体調を鑑みて、季節のものを選ぶ。それだけでも、グッと心身の調子が上向きになると思います。

■天人合一

「天人合一」は、「人間と自然は深く関わり合い、一体となっている」という考え方のことです。

かつて人は農耕を中心とし、日の出とともに起き、日没とともに労働を終了するといった自然の営みに合わせたタイムスケジュールで生活していました。

この時代の人々にとって、自然界の変動、特に気候や季節の変化は今以上に大きく生活に影響するものだったのです。

自然が変化すれば、人間も変化する。

そうした天人合一の考えに基づいて、人々は季節や気候の変動に対応するための食事法として薬膳を実践してきました。

自然のリズムや変化に適応した食事で健康な心身を目指す、それが薬膳なのです。

第二章

陰陽五行論と薬膳

すべてのものは陰陽と五行で成り立っている

世界のすべてのものは「陰」と「陽」に分けられ、かつ「木・火・土・金・水」の五つの要素が互いに影響し合ってバランスを取っているという思想が「陰陽五行論」です。

陰陽五行論は薬膳においても重要な役割を果たします。

薬膳は、食物の選択を通じて、人体の陰陽のバランスを調整し、五行の調和を促進することを目指します。例えば、陰の性質を持つ食物は身体を冷やし、陽の性質を持つ食物は身体を温めます。

また、五行では性質や味覚、臓器などを5つに分類しています。

これらを考慮しながら食物を選ぶことで、体内の各器官の機能をサポートし、健康を向上させるという考え方です。

陰陽五行論を理解することは、薬膳の基本的な原則を理解し、効果的に薬膳を実践するために不可欠です。

陰陽論――万物は陰と陽に分けられる

まずは陰陽の考え方を見ていきましょう。
陰陽は、中国古代から伝わる自然と人間の関係を理解するための基本的な哲学です。
陰と陽それぞれが持つ代表的な属性は次のようになります。

陰の属性……冷たさ、鎮静
陽の属性……温かさ、活動

例えば、春夏は陽、秋冬は陰、昼は陽、夜は陰といったように、一年や一日といった時間の中でも、季節や時間帯によって陰陽に分けられています。
参考までに一部を紹介します。

陰と陽は互いにバランスを取り合う

次ページ上のような図を見たことがある方は多いのではないでしょうか。これは「陰陽太極図」といい、陰陽の関係を表しています。

陰と陽が組み合わさって美しい円となっていますが、それぞれ陰の中には陽、陽の中には陰の小さな円がありますね。これは、陰と陽は表裏一体で、100％の陰や陽というものは存在しない、万物に完璧はないということを意味しています。また、陰と陽のバランスは変化するものであり、陰が極限まで増えれば陽に、陽が極限まで増えれば陰になると考えられています。

これを「陽極まれば陰に転じ、陰極まれば陽に転ずる」といいます。例えば、昼の陽が極まると陰に転じて夜になり、冬の陰が極まると陽に転じて春になるといった自然の変化を考えていただければ分かりやすいかと思います。

こうして、どちらかが増えすぎないようにバランスを取り合って世界は調和しているという考え方が陰陽論です。

陰陽太極図

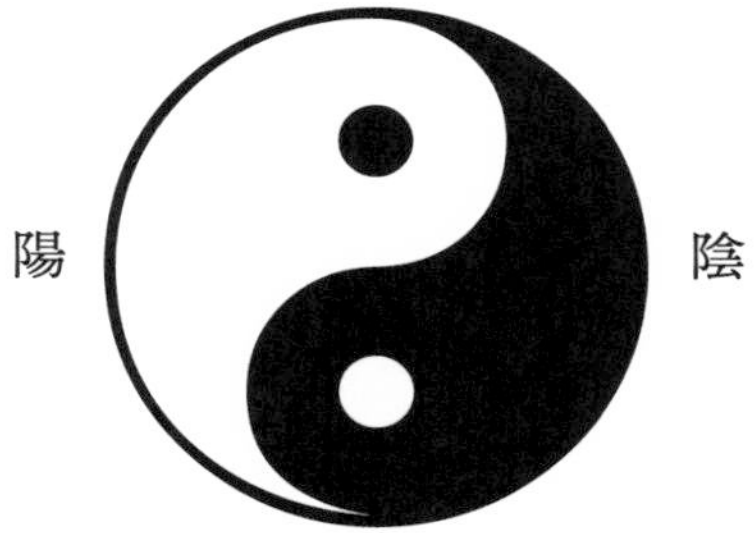

陰陽一覧

陽	陰
天	地
日	月
昼	夜
男性	女性
活動	鎮静
背部	腹部
春夏	秋冬
温熱	寒涼

「陰」と「陽」のバランスで体調を整える

前述のように、中医学では「自然と人間は一体である」という「天人合一」思想があります。

自然界の陰陽の変化に従って人体の陰陽も変化していくと考えられているため、四季の変化に応じて生活をしていくということが薬膳においても最も重視すべき点です。

薬膳は、この陰陽の原理を基に、食材の性質と人間の体調との関係を見極め、バランスを考慮します。

食材の持つ陰や陽のエネルギーによって体内の陰陽のバランスが影響を受け、どちらかに偏ると不調が出やすくなります。

そのため、薬膳では陰陽の性質を持つ食材を組み合わせることで、身体を調整し健康を保つことを目指しています。

陰性の食材には炎症を抑える効果があり、身体をクールダウンさせる作用があります。

例えば、トマトやキュウリなどが陰性の食材としてよく知られています。

一方、陽性の食材は、体温を上昇させる働きがあり、元気や活力を与えてくれます。代表的なものにはニンニクやショウガがあります。

ただ、陰と陽のたった2種類だけで食材を分類することは難しいため、より細やかに分類する必要があります。

そこで登場するのが「五行論」です。

自然界のあらゆるものを5つに分類する「五行論」

「五行」とは、自然に存在する万物は**木**《もく》、**火**《か》、**土**《ど》、**金**《ごん》、**水**《すい》の5つの要素で構成されており、それぞれが相互に関係し合っているという思想です。

木を燃やす
→
火が生じる
→
燃えた後の灰から肥沃な土が生じる
→
土の中に鉱物（金）が生じる
→
鉱物がある地下に水が貯まる
→
水が草木を育てる

これは、互いが互いを生み出す「相生《そうせい》」の関係といいます。このように、5つの要素が相関し合って自然は循環しているという考え方が五行論の基本です。

人の身体をはじめとするあらゆるものが木・火・土・金・水の5つに分類さ

れるのです。

それぞれの要素の持つ性質は次のようになります。


【木（もく）】

木は、草木のように伸びる様子を意味しており、発生・成長・発散などを表しています。


【火（か）】

火は、炎のように燃え盛る様子を意味しており、熱・上昇・炎上などを表しています。


【土（ど）】

土は、動植物が育ち、生きていく土台を意味しており、発育・変化・蓄積などを表しています。

【金（ごん）】

金は、光り、冷たさを持つ金属を意味しており、伸縮・調節・清涼などを表しています。

【水（すい）】

水は、潤し、上から下へと流れていく様子を意味しており、潤い・寒涼・下降などを意味しています。

また、五行において、食材は「五性」、味覚は「五味」、人間の内臓を「五臓」、季節を春夏秋冬＋長夏（梅雨）の「五季」と分類しており、これらが薬膳の基本知識となります。

他にいくつもの項目があるのですが、初めの一歩としては、まずこの4項目を覚えておけば充分です。

五性──温・熱・寒・涼＋平性

ではまず、食材の持つ性質である「五性」について説明していきたいと思います。

食材が体内に入った時の性質を、「寒・涼・温・熱」の4種類と、このどれにも当てはまらない「平性」を加えて「五性」といいます。

この性質を理解することで、自分の体質や状態に合わせた食材を選ぶことができるようになるというのが中医学の食における考え方です。

温熱性の食材

温熱性の食材とは、身体を温める効果を持つ食材のことを指します。特に辛いものや刺激のある食材が多く、血液の流れを良くして新陳代謝を促進する効果があります。

寒さが厳しい時期や、身体が冷えている状態の時に適度に摂ることで、身体を内側から温める効果が期待できます。

代表的な温熱性の食材には、ニンニク、ショウガ、トウガラシ、サンショウといったスパイス類、羊肉、鶏肉などがあります。

ただし、身体が温まりすぎると発汗やのぼせなどの症状が現れることがあるため、適度な摂取量を心がけましょう。

寒涼性の食材

寒涼性の食材とは、身体を冷やす効果を持つ食材のことを指します。

野菜や果物の中には、水分たっぷりで冷やす効果のあるものが多く、老廃物や余分な熱を取り除く効果があります。

暑い時期には寒涼性の食材を適度に摂ることで、身体の熱をうまくコントロールすることができます。

代表的な寒涼性の食材には、キュウリ、ナス、ダイコン、ゴーヤ、トウガン、バナナ、スイカ、柿などがあります。

夏が旬のものであっても、寒涼性の食材を摂りすぎると身体が冷えすぎてしまうことがあるため、注意が必要です。

平性の食材

平性の食材とは、身体を温めることも冷やすこともない穏やかな性質を持つ食材を指し、穀物や身体のエネルギー源となる食材が多く含まれています。平性の食材は、どのような体調の時でも適度に摂取することができ、バランスの良い食事には欠かせない存在です。

代表的な平性の食材には、米、大豆、卵、牛肉、サケ、サバ、イカ、タコ、黒豆、黒ゴマ、牛乳、蜂蜜などがあります。

食材の五性分布

私の勤務する鈴鹿医療科学大学で、日本で日常的に食べられている315品目の食材において属性の分布を調べたところ、次のような結果になりました。

五性

五性（ごせい）：食材を体内に取り入れた際の「寒／熱」の効果のこと。

<table>
<tr><th>五性</th><th>働き・効果</th><th>食材例</th><th>取り入れるべき時期</th></tr>
<tr><td>熱性</td><td rowspan="2">体を温める力を備えた食材で、血行促進し、代謝を高める。</td><td>羊肉、トウガラシ、サンショウ、シナモンなど</td><td rowspan="2">秋冬</td></tr>
<tr><td>温性</td><td>鶏肉、イワシ、エビ、マイタケ、タマネギ、ニラ、ニンニク、ラッキョウ、ショウガ、ミカン、モモ、カボチャなど</td></tr>
<tr><td>平性</td><td>効能が穏やかで気軽に取れれる食材。</td><td>牛肉、卵、サンマ、サバ、ハマグリ、大豆、枝豆、ヤマイモ、キャベツ、春菊、シイタケ、キクラゲ、ゴマ、クルミなど</td><td></td></tr>
<tr><td>涼性</td><td rowspan="2">体を冷やす力を備えた食材で、過剰な熱を抑え、老廃物を除去する。</td><td>豚肉、豆腐、緑豆、金針菜、セロリ、三つ葉、ダイコンなど</td><td rowspan="2">春夏</td></tr>
<tr><td>寒性</td><td>トマト、ゴボウ、冬瓜、ゴーヤ、レンコン、百合根、昆布、コンニャクなど</td></tr>
</table>

温熱性……29％
平性……38％
寒涼性……33％

平性の食品が最も多いのですね。とはいえ、分布にそこまで大きな偏りが見られない点から、自然のバランスというものに驚かされます。

日本の食文化はバランスの取れた食事を重視しており、さまざまな種類の食材を組み合わせあわせることで、自然と温熱性・平性・寒涼性の食材をバランス良く摂取している側面があります。

調理方法で食材の性質は変化する

食材の性質は調理や加工によって変化することがあります。例えば、大豆は平性ですが、豆腐になると寒涼、納豆になると温熱性に変わります。

また、寒涼性の野菜や果物も、加熱調理することで平性寄りに性質が変わり、身体を冷やす働きは多少弱まるとされています。

つまり、調理方法によって食材の性質を変え、自分の体調に合った料理を作ることができるというわけです。

例えば、冷え性の人は寒涼性の食材を加熱調理することで、冷えを和らげる効果が得られます。レタスなどの葉野菜を生のまま食べるのではなく、スープなど加熱調理することで冷えを遠ざけることができるのです。

生の果物は通常、寒涼性の特性を持ちますが、乾燥させることでその性質が変わることがあります。たとえば、生の梅は寒涼性ですが、梅干しのように加工すると温性の特性を持つようになります。

つまり、**食材の性質を理解した上で、自分の体質に合わせて調理法で調整する**ことも薬膳の大切な要素といえます。

五味――酸味・苦味・甘味・辛味・鹹味《かんみ》

五味は、読んで字のごとく味覚の種類を指し、**酸味、苦味、甘味、辛味、鹹味**の5種類があります。

すべての食材や調味料には五味のいずれかが含まれており、料理の味わいや効能を左右する要素となります。

【酸味】

酸味の食材には、レモン、イチゴ、梅などがあります。薬膳において、酸味は身体に適度な緊張をもたらし、汗などの水分量を調節する効果があると考えられています。五行の「木」に対応しています。

【苦味】

苦味の食材には、ゴーヤ、セロリ、緑茶などがあります。

薬膳では、苦味には体内の余分な熱を除去する効果があると考えられています。

五行の『火』に対応しています。


【甘味】


甘味の食材には、白砂糖、黒砂糖、蜂蜜、トウモロコシなど分かりやすく甘いものの他、米、イモ、牛肉や豚肉、卵なども含まれます。

薬膳では、甘味は吸収促進・滋養作用があると考えられています。

五行の『土』に対応しています。


【辛味】


辛味の代表的な食材には、ショウガやニンニク、ダイコンなどがあります。

薬膳では、辛味には体内を巡る血液などを調節する効果があるとされています。

五行の『金』に対応しています。

●

【鹹味】

鹹味は、日本人には馴染みのない言葉ですが、塩分が含まれる食材や調味料の味、つまり、塩辛い味のことです。

薬膳では、鹹味は体内の新陳代謝を高め、硬いものをやわらかくする効果を持つとされています。

五行の『水』に対応しています。

薬膳では、日々の食事においてこれらの五味をバランス良く取り入れることを心がけます。

甘味だけ、辛味だけといったように偏らず、五味を適切に組み合わせることで、身体のバランスを保つというのが薬膳の考え方です。

次ページの図は、五味の働きと食材例をまとめたものです。

五味の働き・効果

五味：食材が有している５つの味のこと。

五性	働き・効果	食材例
酸	◉自律神経のコントロール作用がある「肝」の働きを良くする。 ◉汗・尿・便などの排泄物を必要以上に排出させない収れん作用がある。	梅干し、レモン、黒酢など
苦	◉利尿・消炎・解毒・鎮静・解熱作用がある。 ◉余分な水を排出する。	紅花、ピーマン、ゴーヤなど
甘	◉滋養強壮作用があり消化器の働きを良くし、虚弱体質を改善する作用がある。 ◉筋肉を緩和して、痛みを止める作用がある。	クコの実、ヤマイモ、ナツメなど
辛	◉発汗作用があり、「気」「血」の巡りをよくする。 ◉呼吸器にも働き、風邪の初期にもよく効く。 ◉取り過ぎると熱くなり精気を消耗する。	タマネギ、ダイコン、ワサビなど
鹹	◉泌尿器／生殖器／ホルモン（「腎」）の働きをよくする。 ◉新陳代謝を高め、硬くなっているシコリをやわらかくして、小さくする。	牡蠣、ハマグリ、昆布など

五臓——肝《かん》・心《しん》・脾《ひ》・肺《はい》・腎《じん》

「五臓六腑にしみ渡る」

これは、日本人にとって慣れ親しんだ表現ですね。実はこの「五臓」というのも五行由来の言葉なのです。

「肝」や「腎」といわれると、つい現代医学でいうところの肝臓や腎臓とイコールのようにとらえてしまうかと思いますが、別物です。

「五臓」とは物理的に人体に存在する臓器を指すだけでなく、広い意味での機能や気の流れ、さらには精神的・感情的な側面も含めた体内のバランスを表現するために使用されます。

そのため、「心」や「腎」という言葉は、それぞれの臓器の働きだけでなく、より広範な意味を持つ概念を指しているのです。

それぞれの性質は次のようになります。

【肝（かん）】

気血の流れをつかさどります。肝の機能が低下するとイライラ、怒りっぽいなどの症状が現れます。

五行の「木」に対応し、青（緑）色の食材や酸味のある食材が肝の健康に良いとされます。

【心（しん）】

心は、血を循環させ、精神活動を支える中心的な臓器です。心の機能が低下すると不安感、不眠、健忘などの症状が現れます。

五行の「火」に対応し、赤い食材や苦味のある食材が心の健康に良いとされます。

【脾（ひ）】

脾は、消化と吸収を促進し、気血を整えます。脾の機能が低下するとやせ細り口内炎や吹き出物が出やすくなります。

五行の「土」に対応し、黄色やオレンジ色の食材、甘い食材が脾の健康に良いとされます。

【肺（はい）】

肺は、呼吸によって清気（酸素）を吸入し、体内の濁気（二酸化炭素）不純物を排除します。呼吸によって津液（水）を全身に巡らせ、その代謝を調節する機能があります。

五行の「金」に対応し、白色の食材や辛味のある食材が肺の健康に良いとされます。

【腎（じん）】

腎は、成長と発育、老化、生殖の機能と密接に関係します。腎の機能が低下すると骨折、足腰が弱くなります。

五行の「水」に対応し、黒や青色の食材、鹹味のある食品が腎の健康に良いとされます。

五臓の働き・整える食材

肝	全身の気の巡りを統括し、精神を安定させる。血を貯蔵し、臓器（子宮など）に分配して栄養を与える。目の健康や筋肉運動を円滑にする。 おもな食材 アサリ、シジミ、牡蠣、イカ、レバー、菊花、クコの実、セロリ、セリ、トマト、金柑、玫瑰花(まいかいか)など。
心	精神活動と循環器系を司る。血を全身の隅々までに循環させて滋養する。また、精神や意識、思考力や睡眠を正常に保つ。 おもな食材 小麦、ナツメ、竜眼肉、蓮の実、卵、ゴーヤなど。
脾	消化吸収を司る。飲食物を消化吸収して気血を生成したり、水分の吸収、排泄を促進する。また、筋肉を充実させ、四肢を丈夫にする。 おもな食材 うるち米、ヤマイモ、サツマイモ、カボチャ、シイタケ、鶏肉、カツオ、大豆、高麗人参など。
肺	呼吸を司る。また、水を全身に巡らせて、汗などで水分調節をする。皮膚を正常に保ち、体外からの病気の侵入を予防する。 おもな食材 シソ、ショウガ、ハトムギ、松の実、ギンナン、ハクサイ、クルミ、タマネギ、百合根、レンコン、銀耳(白キクラゲ)、ダイコン、梨など
腎	泌尿器系や生殖活動を司る。水を代謝して尿として排出する。身体の成長・発育・老化のリズムと性機能をコントロールする。 おもな食材 エビ、黒ゴマ、ナマコ、羊肉、ウナギ、くるみ、クコの実、ニラ、栗など。

「五臓六腑」の「六腑」とは？

「五臓六腑」の「六腑」とは、胆・小腸・胃・大腸・膀胱・三焦《さんしょう》を指します。

中医学における「五臓六腑」の概念では、身体を構成する重要な臓器を「五臓」と「六腑」に分けています。

ここでの「六腑」は消化と排泄の機能に重点を置いた臓器群を指し、五臓とともに健康を維持するために重要な役割を果たしています。

三焦というのは気と水の通り道であり、対応する臓器がないため、三焦をはずして「五腑」とすることもあります。

このことからも分かるように、五臓六腑の考え方はあくまで中医学の分野であり、現代医学における解剖学の知見とは異なることを理解していただければと思います。

五色――青・赤・黄・白・黒

料理をするにあたり、色というのは見た目の美しさや食欲をそそるための大切な要素です。

薬膳においてもまた、食材の色は重要な要素とされています。五色（青、赤、黄、白、黒）はそれぞれ異なる器官や健康効果に関連しています。

ここで簡単にそれぞれの性質と食材をまとめますので、日々の食事にお役立て下さい。

【青色】

キュウリ、ブロッコリー、キャベツ、レタス、緑茶、春菊、セロリ、ホウレンソウ、ニラ、エンドウ豆など青色の食材は、肝の働きをサポートします。

【赤色】

トマト、サツマイモ、イチゴ、ナツメ、スイカ、牛肉、赤ピーマン、サンザシ、羊肉、豚肉、紅茶、小豆など赤色の食材は、心の働きをサポートします。

【黄色】

大豆、卵、ニンジン、トウモロコシ、ショウガ、カボチャ、ジャガイモ、バナナ、ゆず、金柑、金針菜など、黄色の食材は、脾の働きをサポートします。

【白色】

牛乳、エビ、ニンニク、豆腐、白キクラゲ、レンコン、ダイコン、百合根、トウガン、ヤマイモなど白色の食材は、肺の働きをサポートします。

【黒色】

黒ゴマ、黒米、黒豆、黒キクラゲ、ノリ、ワカメ、ナマコ、ブドウ、ナス、ブルーベリー、スッポンなど黒色の食材は、腎の働きをサポートします。

五季——春・夏・長夏（梅雨）・秋・冬

続いて、「五季」です。五行では、一年を春、夏、長夏（梅雨）、秋、冬に分けて考えます。各季節は特定の臓器と関連しており、季節の特徴に合わせた食材を選ぶことが重要になります。

また、乾燥や湿気など自然の外気を表す「五気」もあわせて覚えましょう。

季節の薬膳とその注意点については、次の第三章で詳しく解説しています。

【春】

春は肝と関連しています。緑色の野菜や酸味のある食品を摂ることで、肝の健康をサポートし、気の流れを改善することができます。五気は「風」です。

【夏】

夏は心《しん》と関連しています。赤色の食材や苦味のある食品を摂ることが心の健康をサポートし、体内の熱を排除することができます。五気は「熱」です。

【長夏(梅雨)】

長夏は中国では夏と秋の間の季節ですが、日本では梅雨の頃をいい、脾と関連しています。黄色やオレンジ色の食材、甘味のある食品を摂ることで、消化系の健康をサポートします。五気は「湿」です。

【秋】

秋は肺と関連しています。白色の食材や辛味のある食品を摂ることで、肺の健康をサポートし、体内の乾燥を防ぐことができます。五気は「燥」です。

【冬】

冬は腎と関連しています。黒の食材、塩味のある食品を摂ることで、腎の健康をサポートします。五気は「寒」です。

五行・五味・五臓・五季（五気）・五色
の関係

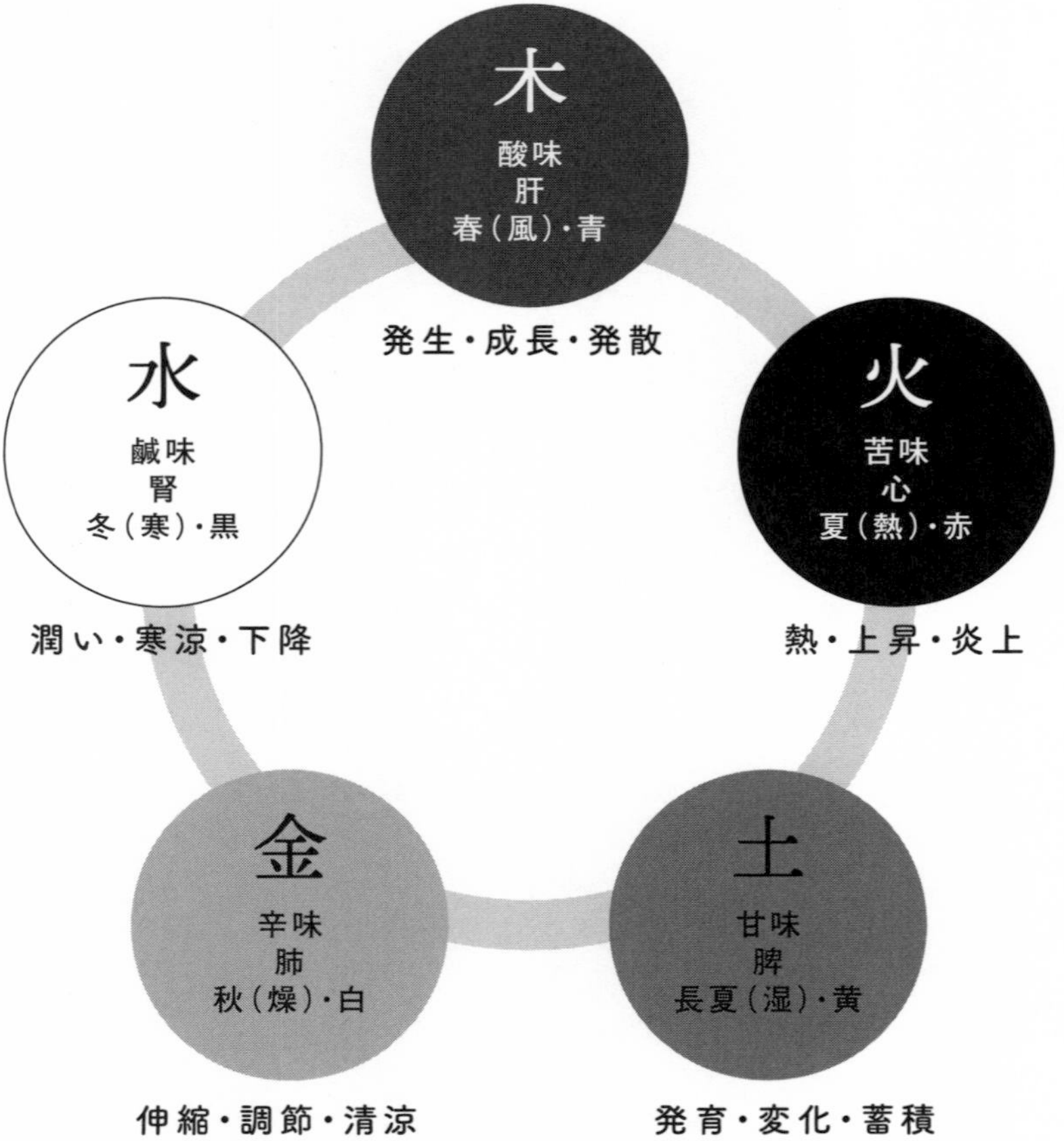

薬膳と栄養学の共通点

ここまで見てきたように、薬膳とは中医学に基づく食養生（食による滋養と治療）であり、自然との調和を大切にしています。そのため、科学を重視する現代医学における栄養学とは考え方が異なる点が多く見られます。

しかし一方で栄養学は、薬膳と通じるところが多いものでもあります。両方の知識を日々の食事に反映させることができれば、より健康的な生活を送れるのではないかと思いますので、ここでは少し栄養学について説明したいと思います。

食材の選択

栄養学と薬膳は、ともに食材を分類し、食材が身体の健康と機能にどのように影響するのかを研究しています。

薬膳は特定の食材が身体のバランスを整え、特定の健康状態を改善する能力を持っていると教えています。

一方、栄養学は食材の持つ栄養素が身体の各機能にどのように影響するかを紐解く学問です。

バランス重視

薬膳は、体内の「陰と陽」のバランスを保ち、気の流れを調整することを重視しています。一方の栄養学では、適切な栄養バランスが身体の機能を最適化し、病気の予防に役立つと認識しています。

予防と治療

薬膳、栄養学ともに、食事が予防医学および治療の重要な要素であると考えています。薬膳は、食材を用いて身体の不調を予防、及び治療する食養生であり、栄養学は栄養素が病気の予防と健康の維持にどのように貢献するかを研究しています。

一人一人に合わせたアプローチ

薬膳と栄養学は、どちらも個人の体質や健康状態を考慮したアプローチを提唱しています。個人の身体のニーズに応じた食事計画や治療プランを推奨し、個人の健康とウェルネスを向上させることを目指しています。

薬膳と栄養学の違い

栄養学は、食物と人間の健康との関連を研究する科学です。主に、食物が身体にどのような影響を与え、どのようにエネルギーや成長、健康を支えるのかを学びます。

「栄養素」という言葉を皆さんよく耳にされるかと思いますが、これは栄養学の用語であり、中医学には存在しません。

5大栄養素とはタンパク質、脂質、糖質、ビタミン、ミネラルのことで、私たちの体が正常に機能するために必要なものです。

栄養学でいうバランスの取れた食事とは、これら全ての栄養素を適切な量で摂取できる食事のことです。

バランスを重視するという点が栄養学と薬膳の大きな共通項ですが、食材の分類の仕方が次のように栄養学と中医学では異なっています。

栄養学

食材の成分を栄養素により分類します。

- **5大栄養素……糖質、脂質、タンパク質、ビタミン、ミネラル**

薬膳（中医学）

陰陽五行論の考え方に基づいて分類します。

- **五性……温、熱、寒、涼、平**
- **五味……酸、苦、甘、辛、鹹味**

栄養学のポイント――栄養バランスと代謝

栄養学的に見た健康な食事のポイントは次のようになります。

①栄養バランス

栄養学においても、バランスは重視されます。栄養素の偏りを避け、さまざまな栄養素を自分の生活習慣に合わせて取ることが大切です。

例えば、朝は、消化が良くエネルギーに変わりやすい食事で身体を目覚めさせ、昼は午後からのエネルギー源になりつつ血糖値を安定させる栄養を摂り、夜は睡眠中の吸収が良く栄養価の高い食事が望ましいです。

②代謝

また、健康で長生きするためには、栄養を摂ることと同時に『代謝』が大切です。

代謝とは、体内の古いものを新しいものに変える力で、代謝が弱まると血液循環が悪くなり、肩こりや冷え性の原因になります。

「食べる」→「消化する」→「排泄する」のサイクルが良好であることが、この代謝のリズムを保つために不可欠です。消化不良や便秘は代謝が弱っていることの表れといえます。

食事においては、「腹八分目」が良いとされています。食べ過ぎると血液循環が悪くなり、代謝が低下するのです。

そして、代謝を良くするためには体を暖かく保つことが大切です。

代謝の力を高めるための重要な栄養素は次のようになります。

タンパク質

・大豆製品、魚、肉などのタンパク質は、古い細胞の修復、細胞活動の活性化、ホルモンバランスの改善に役立ちます。

ビタミンとミネラル

・タンパク質、糖質、脂質をエネルギーに変える代謝の働きをサポートします。
肉、野菜、海藻からバランスよく摂取することで栄養のバランスが保たれます。
栄養バランスを整える最も簡単な方法は、「主食」「主菜」「副菜」の3つを
次のような食材を使って組み合わせることです。

- **主食**……米、パン、麺、50g以上のイモ類、またはトウモロコシ
- **主菜**……魚、肉、卵、または大豆製品
- **副菜**……野菜、果物、海藻、キノコ類

季節と自身の体調を重視した**薬膳の知識をベースに、こうした栄養学の知識を上乗せしたハイブリッドな食事こそが、真にオーダーメイドの健康的な食養生になる**のではないでしょうか。

COLUMN

食育と薬膳

●

中医学には「心身一如」の理念があり、心と体の健康が相互に影響を及ぼすとされています。

現代社会においては、冷凍食品やデリバリーサービスなど便利な食事方法が増えています。こうした食事は時短で便利な反面、栄養面やコミュニケーション面など、心と体におけるさまざまな問題の要因となっているのもまた事実です。

食事と食文化を学び、健康な心と体を養う「食育」は、子供だけでなく現代の大人にも必要であり、こういった時代だからこそ、薬膳のような伝統的な食の知恵を毎日の生活に取り入れることの価値があるのではないかと思います。

第一章で説明したように、薬膳の基本的な原則は、「三因制宜」です。これは、時（因時制宜）、場所（因地制宜）、個人（因人制宜）に合わせた食材と調理法を選ぶというルールです。

その土地に合った旬のものを、体調に合わせて食べる。

このシンプルな教えは現代の私たちが体を正しくケアする手助けになります。

私の考える食育の重要な要素は次の３つです。

①**共食**……家族や共同体と一緒に食事を共有することで、食材や季節の移ろい、調理法についての知識を学べるコミュニケーションの場になります。

②**和食**……バランスの取れた栄養を提供する一汁三菜が基本で、天婦羅やお刺身に用いられるワサビやネギなどの薬味には、薬膳の考え方が色濃く反映されています。

③**味つけ**……食育では、子供たちの味覚を育むことが重要です。和食ならではのだしのうまみと薬膳の五味を利用し、食材そのものの味が際立つよう、塩分控えめな味つけを心がけましょう。

食育を薬膳の視点から考えるポイントとしては、

・「三因制宜」に基づいて食材を選ぶ
・家族と一緒に食事を楽しむ「共食」
・栄養バランスを考慮した「和食」
・五味（酸味、苦味、甘味、辛味、塩味）をバランスよく取り入れ、うまみを大切にした「味つけ」
・塩分は控えめ

これらのポイントを心に留めながら、お子さんとともにご自身も心身の健康を守り、美味しく楽しい食事時間をお持ち下さい。

第三章

体質別の薬膳

疲れやすさ・冷え・むくみ・肌荒れを改善する食養生

本書を手に取られた多くの方が、自身の体調不良を解消するために薬膳に興味を持たれていることでしょう。

いまいちやる気が出ず、病院に行くほどではないけれど、何となく不調である――これはまさに未病の状態といえます。

薬膳は、身体に負担をかけることなく、自然な方法でこうした状態の体を回復へと導きます。

本章では、やる気が起きない、冷えを感じる、むくみが出る、肌が荒れるといったよくあるお悩みに焦点を当てたいと思います。

それぞれの症状がなぜ起こるのか、そしてそれらを改善するためにどの食材が効果的であるのかを解説しつつレシピも紹介します。

病院に行くほどではなくても、どこか不調や身体の悩みがあればそれは不快であり、不幸に繋がります。

健やかな身体でなければやる気も湧いてこず、当然運も開けません。ぜひ薬膳を利用して体調を整え、健康と運気を取り戻す手助けとしていただければと思います。

免疫力と気の関係

第一章で解説した通り、中医学では、気・血・水が体内を循環し、それぞれが特定の役割を果たしていると考えます。

ここでいう「気」はエネルギーや気力、「血」は気を使って体の隅々までに栄養を運ぶ液体、「水」は血以外の体液のこと。

体力、活力という点で重要視されるのは「気」です。気が足りていないという状態は、どんな体質であるかにかかわらず不調を招きます。

中医学では、「気」は体のエネルギー、パワー、また生命力の源泉とされている大切なもの。

気が充足している状態は、体が健康でバランスが保たれていることを示していますが、**気が不足すると、「気虚」と呼ばれる状態に陥り、体は病気に対して脆弱になります。**

一方、西洋医学では、体を外の病原体から保護する能力を「免疫力」といいます。

例えば、風邪を引きやすい人とそうでない人の違いは、往々にして免疫力の差に起因しています。

免疫力が高い人は病気を予防し、また病気から回復する能力が高くなります。

しかし、東洋医学には免疫力という概念は存在せず、代わりに「気の量」が重要視されます。

気が満ちていると外部の病原体やストレスから守ってくれるという点において、気と西洋医学の免疫力の概念は重なるともいえるのです。

中医学は、身体の不調が自身の体が持つ力によって改善されること、つまり「自然治癒力」を育むことを重要視しています。

この**自然治癒力という概念は、現代医学の言葉で表現すると「免疫力」**に相当します。

免疫力を高めるためには胃腸が大切

ここで少し栄養学の観点から自然治癒力を考えてみましょう。

自然治癒力＝免疫力を高めるためには、グルタミン酸、アルギニン酸、ビタミンA、ビタミンD、ビタミンCなどの栄養素が重要です。

これらの栄養素は胃腸の働きで体に吸収されます。

胃腸が健やかでないと必要な栄養素を効率的に消化吸収することができず、免疫力も下がります。

つまり、免疫力を上げ、自然治癒力を高めるためには胃腸を大切にする食事が欠かせません。胃腸が不調であればどんな体に良い食事を摂ったところで適切に栄養が吸収されません。

健康になるための第一歩はまず胃腸にダメージを与えない食事を心がけること＝胃腸を働かせ過ぎないことです。

【胃腸をいたわる食べ方】

・消化の良い温かな料理を食べる
・ゆっくりと食べる
・味わいながら楽しく食べる
・さまざまなものを少しずつ食べる

【胃腸を損なう食べ方】

・ガツガツ早食いする
・冷たいものをたくさん食べる
・脂肪分の多いものを食べる
・味の濃いものを食べる
・偏ったものを食べる

これらを頭の片隅において食事をすることを習慣づけましょう。

胃腸を労るスープのススメ

消化吸収、胃腸への負担の少なさという観点から、私は体質に合わせたスープをオススメします。

スープの具材は、煮込まれることでやわらかくなっているため消化しやすく、また、水分も豊富に摂取できるため、消化過程全体をスムーズにするというメリットもあります。

中医学の考えに基づくと、スープは「脾」と「胃」を助けるとされます。スープには身体を内側から温める作用があり、季節の変わり目や冷えを感じやすい時に特にオススメです。

また、スープは好みの野菜や肉、魚を使ってアレンジが可能です。これにより、一年を通して旬の食材を楽しむことができます。難しいことを考えず、煮込んで味付けをするだけでできあがる点も魅力といえるでしょう。

本書でもスープのレシピをいくつか紹介していますので、ぜひ毎日の献立にお役立て下さい。

気・血・水のバランスが健康を作る

中医学において体の不調とは、体内の気・血・水のバランスが乱れることを意味しています。

健康な状態は、この気血水が適切にバランスを保ち、スムーズに循環している状態であり、逆に、このバランスが崩れると、体内の循環が乱れ、さまざまな不調や症状が生じることになります。

気血水のバランスが崩れる主な要因は、不足や循環不良です。

例えば、気が不足すると疲れやすくなります。

血の不足は、血流の問題や貧血、そして体力の低下を引き起こす可能性があります。

水のバランスが乱れると、むくみや他の消化系の問題が生じる可能性があります。

中医学的体質チェック　～あなたはどのタイプ?～

中医学では気血水の状態に応じて、体質ごとに異なる名前がつけられ、それぞれに特徴があります。

この体質分類は、中医学における診断や治療、そして薬膳の選択において非常に重要な役割を果たします。

第一章で説明したように、薬膳では「因人制宜」という原則に従い、個人の体質やその時々の体調に合わせて食べ物を選ぶことが基本とされています。

これは、一人ひとりの健康状態や生活環境に適した食材や料理方法を選び、身体のバランスを整え、病気の予防や治療を目指すというものです。このように、中医学と薬膳は個々の体質を考慮に入れた上で、最適な食生活を提案しているのです。

これらの体質分類は、中医学の治療や薬膳において大切な基準となります。

次の体質チェックシートの当てはまる項目にチェックを入れ、自分がどの体質であるかを確認しましょう。
チェック数が同じ場合は複数の体質が当てはまる場合があります。

■気虚《ききょ》

気が不足しがちな体質のことを指します。
気虚はエネルギーの低下を指し、体力や精力の欠如、疲れやすさ、声の小ささ、冷えやすさなどが特徴です。

気虚体質チェック

□気力が湧かない
□疲れやすい
□風邪をひきやすい
□食欲がない
□声が小さい
□胃腸の調子を崩しやすい

□身体が冷える

■気滞《きたい》

気が滞りがちで適切に巡っていない体質のことを指します。
気の流れが阻害されており、ストレスや不安、怒り、月経痛などが引き起こされることがあります。

気滞体質チェック

□イライラしやすい
□不安を感じる
□ゲップが出やすい
□めまいがする
□喉が詰まった感じがする
□よく頭痛がする

□わき腹が張る

■血虚《けっきょ》

血が不足しがちな体質を指します。肌の乾燥、頭痛、めまい、貧血、月経不順などが見られることがあります。

■瘀血《おけつ》

血の巡りが滞りがちな体質を指します。瘀血は血流の滞りを意味し、これが痛みや腫れ、青あざ、冷たい手足などの原因となります。

血虚・瘀血体質チェック

□目が疲れやすい
□肌が乾燥しやすい
□足がよくつる

□クマができる
□シミやくすみがでる
□よく眠れない
□手足が冷える

■痰湿《たんしつ》

体内に余計な水分が溜まりがちな体質を指し、「水毒」ともいいます。痰湿は体内の濃厚で粘り気のある液体の滞留を示し、これが咳、喘息、肥満、むくみなどの原因となります。

痰湿体質チェック
□むくみやすい
□汗をかきやすい
□頻尿気味である

□喉が渇きやすい
□雨の日はだるい
□手足がだるい
□下痢をしやすい

それでは、自分の体質が分かったところで、次からは症状別の対策を見ていきましょう。

疲れやすさと薬膳

何をしていてもすぐ疲れる、やる気を失ってしまう。

そういった疲れやすさは、中医学では「気」あるいは「血」の不足に起因するものと考えられています。

「気」も「血」も、食物から作られます。

食物は胃と腸（中医学では「脾胃」）で消化・吸収され、「気」や「血」を作り出し、全身にエネルギーを供給します。

しかし、「脾胃」の機能が低下すると、食物から「気」や「血」を作り出す能力が弱まり、エネルギーが不足します。

疲れやすさの原因① 気虚

気が足りずパワー不足になっている、あるいは気の働きが低下してバランスを崩しているのが気虚体質の人です。

気が足りないと何をするのも億劫でいつも倦怠感があり、喋るのさえ面倒になることも……。風邪を引きやすく、すぐに寝込みがちなのもこのタイプの人です。

こうした症状を改善するには、**足りない気を補う＝「補気」効果のある食べ物を摂ること**が一番です。

気を補い、気の働きを改善する代表的な食材には次のようなものがあります。

■気を補う・気の働きを整える代表的な食材

ヤマイモ、サンザシ、蜂蜜、クコの実、ブクリョウ、もち米、大豆、ヤマイモ、ウナギ、牛肉、蜂蜜、栗、ナツメなど

気を補う・気の働きを整えるヤマイモは気虚の人にとってマストな食材。栄養を効率よく吸収して生命のエネルギーの「気」を作り出す効能があります。サンザシもまた滋養強壮の食材として中医学においては欠かせない食材です。ブクリョウは聞き慣れない名前ですが、生薬（自然界に存在する薬効を持つもの）で、消化促進、食欲不振の改善、老廃物の排出などに大変効果があります。煎じて飲用する他、漢方薬として売られています。

手に入りやすくお手頃価格な食材としては、もち米とヤマイモは特にオススメです。私も虚弱体質で気が不足しがちなため、もち米を炊いておこわにして冷凍しておき、いつでも手軽に食べられるようにしています。「はじめに」でも書きましたが、ヤマイモもいつも冷蔵庫にたくさん入っています。

また、料理をする際に砂糖代わりに蜂蜜を使うのも簡単にできる薬膳ですね。

疲れやすさの原因② 血虚・瘀血

血の不足や循環不全が原因で疲れやすくなっているのが血虚・瘀血体質の人です。血が不足している、あるいはうまく循環していない状態では、体が求めるエネルギーと栄養を供給するのが困難となるため、少し動いただけでも疲れを感じやすく、活動的に過ごすことが難しくなります。

血虚の人は、顔や唇の色がくすむ、髪が抜けやすい、爪が割れやすいなど見た目にもその兆候が現れやすいのが特徴的です。

更に、肌や目の乾燥に加えて不眠や不安などメンタル面にも影響を及ぼすので次のような食材を積極的に摂って下さい。

■血を補い、バランスを整える食材……黒豆、黒ゴマ、ヒジキ、シジミなどの黒い食材、クルミ、レンコン、ナツメ、ホウレンソウ、レバー、落花生（皮つき）、ライチ、竜眼肉《りゅうがんにく》など

第二章で説明したように、五行論において、食材の色と五臓は関連付けられ

ています。

黒い食材は「腎」に影響するとされ、生命力をアップさせる、アンチエイジング、貧血などに効果があるものです。

気血を補う果実――ナツメ・ライチ・竜眼肉

気血を補う食材であり、日本ではそこまで一般的ではないものの薬膳によく登場する果実があります。果実なので食べやすく、おやつ代わりにするのもオススメ。

■ナツメ

気血を補い、心身の疲労を回復する効果があり、生薬では「大棗《たいそう》」と呼ばれています。中国では「1日に3粒のナツメを食べると、一生老いない（日食三顆棗、終生不顕老）」といわれ、世界3大美女の1人である楊貴妃も好んで食べていたとされます。一般的に流通しているものは乾燥させたナツメの果実です。

■ライチ

こちらもまた楊貴妃が愛したとされ、血を補って肌や髪に潤いを与える他、消化吸収を高めるので、食欲不振を改善して疲労回復する効果があります。冷凍で売られているものが手に入りやすいようです。

■竜眼肉

ライチより一回り小さいサイズの果実で、「ロンガン」と呼ばれることもあります。『神農本草経』の中で上品《じょうほん》の食材として紹介されているほど歴史の古い食材です。

疲れやすさの原因③ 痰湿

水の流れが滞っている、あるいは水の分布が偏っていることが疲れの原因になっているのが痰湿の人です。

お腹に膨満感があり食欲があまりなく、口の中がスッキリしません。

水が溜まるためむくみやすく、身体に重い感覚があります。

中医学では、こうした水の流れを正常に調整することを「利水作用」といいます。

■利水作用のある食材……ハトムギ、小豆、ワカメ、その他海藻類、アサリ、シジミ、トウガン、ヘチマなど

トウガンやヘチマなど、ウリ科の植物には利水作用があります。これらは夏の食材としても知られ、暑い季節には余分な熱を排出してくれます。

ココロの疲れ：気滞

中国には、「心身一如《しんしんいちにょ》」という言葉があります。これは、心（精神）と身体は表裏一体であり、心が不安定だと身体にも悪影響を及ぼすという考え方です。

いつもイライラしていて気持ちが不安定……それは気がうまく巡らずに滞っている「気滞」体質の特徴です。

中医学における「気の巡り」には、現代医学でいう自律神経の機能と重なる

点があります。気滞の状態だと、自律神経の制御能力が低下し（自律神経失調症）、精神的にも不安定になるのです。

原因としては、長期にわたるストレスやプレッシャー、几帳面な性格や多忙な日常生活などが考えられます。

イライラや精神的な不安定さ以外の症状としては「喉や胃の違和感」「昼間の眠気」「ゲップやガスの発生」「顔のほてりと足の冷え」などがあります。

■理気作用のある食材

気の巡りを整えることを「理気」といいます。理気作用のある食材としては、ユズ、ミカンなどの柑橘類や、春菊、セロリ、ローズマリーなどの香味野菜があります。

香りの良い食材はストレスを緩和し、気の巡りを整えてくれると考えられています。セロリ、春菊などは香りを残すためにあまり火を通しすぎないようにしましょう。

★疲れやすさ対策のまとめ

・胃腸に負担をかけない食事を心がける
・気・血・水のバランスを取る食材を選ぶ
・身体が元気に動くためには心のバランスを保つことも重要

次ページからは、疲れやすさ改善のための薬膳レシピを紹介しています。p.169からのカラーページにも体質別のレシピを掲載しているのであわせてご覧下さい。

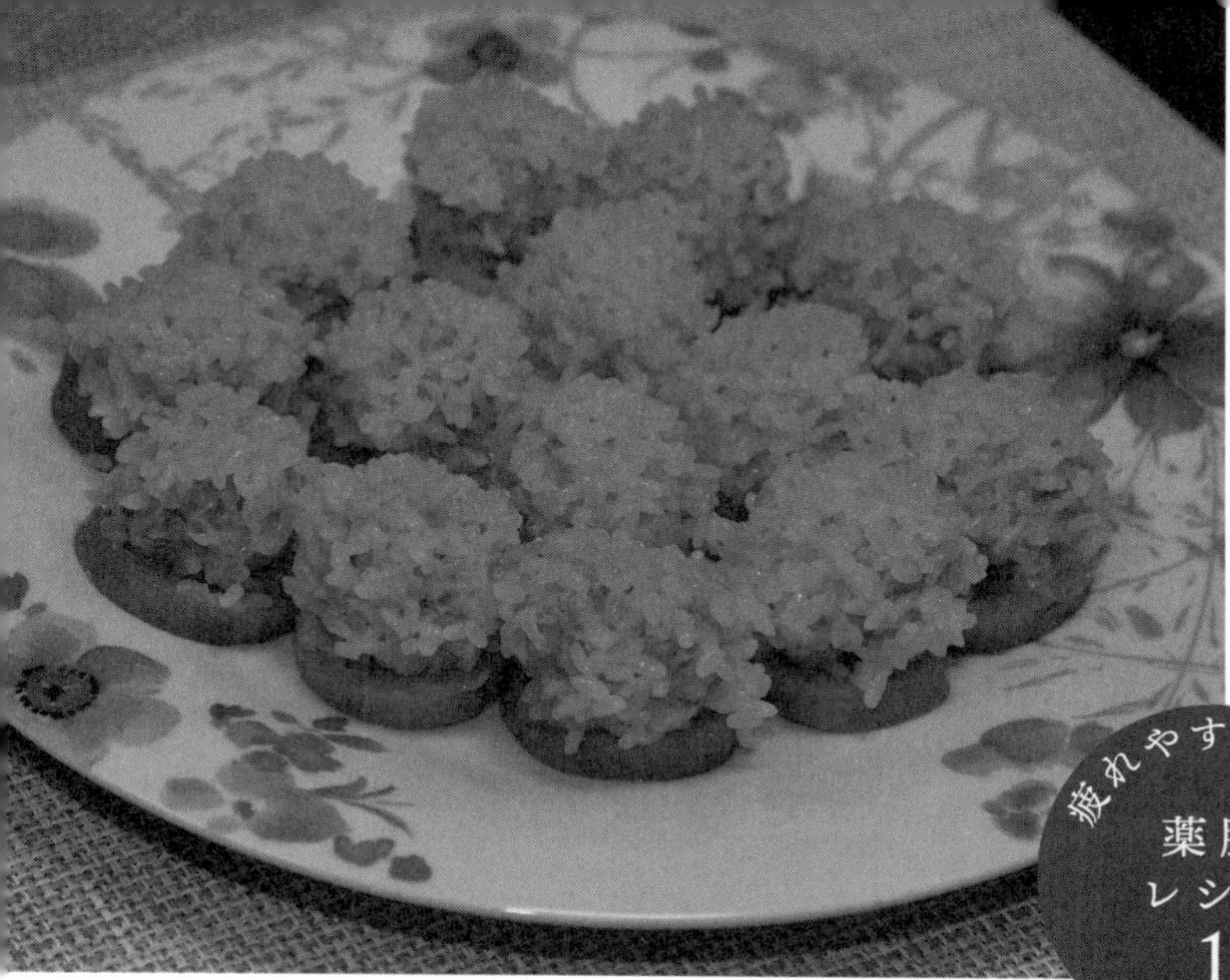

疲れやすさ対策の
薬膳
レシピ
1

ヤマイモ・もち米の蒸し肉団子

ヤマイモ・もち米といった気を養う二大巨頭に疲労回復効果のある
ビタミンB1を含む豚肉を加えた最強の滋養強壮レシピです。
食感も良く、食べごたえもバッチリ。

【材料＝２〜３人分】

ヤマイモ……５cm程度
もち米(ひたひたの水に一時間ほど浸す)
……1/2カップ
豚ひき肉……200g
ニンジン……１本

A
ショウガ……１片
(すりおろし汁を使用する)
しょうゆ……小さじ１
料理酒……小さじ１
塩……小さじ１弱
片栗粉……大さじ１

【作り方】

1. ヤマイモとニンジンを蒸し器で柔らかくなるまで蒸す。
2. マッシュしたヤマイモに豚ひき肉を入れ、材料Aとよく混ぜ合わせる。
3. 丸めた肉団子のまわりにもち米をつける。
4. ③を１cmの厚さに輪切りにしたニンジンの上にのせる。
5. ④を蒸し器に入れ、20分ほど蒸す。
6. からし醤油またはポン酢でいただく。

疲れやすさ対策の
薬膳
レシピ
2

ナツメ・ライチ・竜眼肉のコンポート

気血を補うナツメ、ライチ、竜眼肉を煮込んだ温かいデザートです。そのままでも自然な甘味で美味しいですが、氷砂糖を入れるとよりデザートらしい一品になります。

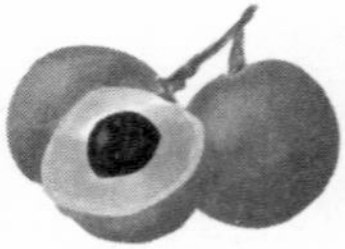

【材料＝2〜3人分】

ライチ、竜眼肉、ナツメ……各お好みの量

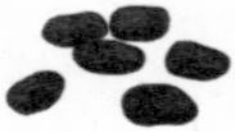

【作り方】

1. ナツメを洗って種を取り除き、水と一緒に土鍋に入れ、強火にかける。
2. 沸騰してから中火で5分煮る。
3. 竜眼肉・ライチを入れ、中火で10分間煮る。
4. お好みで氷砂糖を入れて混ぜ、温かいうちに食べる。

小豆・ハトムギ・ヤマイモのお粥

疲れやすさ対策の
薬膳
レシピ
3

滋養をつけるヤマイモ、水分代謝を整える小豆とハトムギに、腎の機能を助ける黒い食材の黒砂糖を入れた、疲れやすい身体を癒やすお粥です。

【材料＝2〜3人分】

小豆……150g
ハトムギ……100g
ヤマイモ……50g
黒砂糖……20g

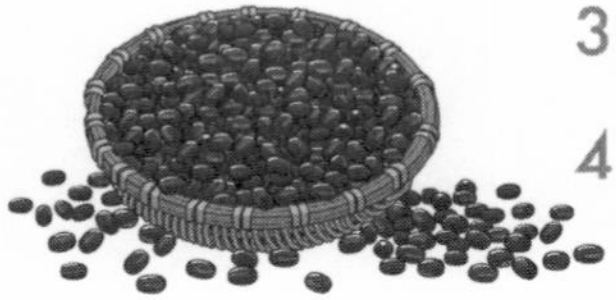

【作り方】

1. 小豆とハトムギを洗ってから2Lの水で3時間ほど浸す。（前日の夜に浸してもよい）
2. 小豆とハトムギを土鍋に入れ沸騰させた後、中火で小豆が柔らかくなるまで40分ほど煮る。
3. 一口大に切ったヤマイモを②に加えさらに中火で10分ほど煮る。
4. お好みで黒砂糖を入れ、2〜3分煮る。

冷え性と薬膳

「冷え性」という言葉は日常的に使いますね。

冬はもちろん、夏でも強い冷房などのせいで手足が冷たくなって悩んでいる人は多いのではないでしょうか。

中医学では、「通常の人が苦痛を感じない程度の温度環境下において、全身あるいは一部に冷えを感じやすい状態」を冷え性と定義します。

現代医学においては「冷え」は体質的なものであり、現状、病気というカテゴリーには属していません。

一方、**中医学では「冷え」は血液循環不全であり、「万病の元」として治療に値する「冷え症」**ととらえるのが大きな違いです。

これは、「未病を治す」という予防医学的な観点に立っているがゆえのことです。放置しておくとより重篤な病気を引き起こしてしまう可能性が高いので、冷えの症状で済んでいるうちに解消しておこうということですね。

冷え性の原因と基本的対策

冷え性の原因としては、もともとの体質や産後・手術後の休養不全、寒冷などの外部環境、精神的ストレス、食事の偏り、不規則な食生活、加齢、運動不足が考えられます。

基本的な対策としては、当然ですが「身体を温める」ことが挙げられます。

中医学では、**身体を内側から温める力を補うことを「温陽」**といいます。**食べることで身体を温めるには、温性の食材と、五味のうち「甘味」と「辛味」の食材が有効**です。

ただし、一口に「冷え性」といってもどの部分が冷えるのかによって、摂るべき食材など変わってくる要素もあります。

冷え性の分類

中医学では、冷え性を主に次の4タイプに分類しています。

①全身型……全身が冷える

②四肢末端型……手足が冷える
③上熱下寒型……上半身は熱いが下半身は冷える
④内臓型……腹部が冷える
⑤水滞型……膝や足先が冷える

いずれのタイプも、気・血・水のバランスが崩れることで起こっています。それぞれの原因と対策を見ていきましょう。

1 全身型冷え性の原因と食養生

全身がまんべんなく冷える原因は、気が不足していることに由来する、「気虚」の状態です。

身体に気が行き渡らないと、体温調節や新陳代謝、血行促進に影響を及ぼします。また、気が充分な状態でないと、病原体や寒さから身を守ることができなくなります。寒さが体内に入り込みやすい状態になり、全身を温める力が弱まるのです。

全身型冷え性の対策は温陽＋補気

全身型冷え性の対策には、温陽に加えて、足りない気を補う「補気」が必要です。

その両方の性質を持つ食材として、**エビ、カボチャ、栗、クルミ、ショウガ、羊肉、ナマコ、フェンネル**などがあります。

昨今、日本のスーパーでも見られるようになったラムやマトンなどの羊肉は、熱性かつ甘味の冷え対策に抜群の食材です。

スパイスをうまく使うことで独特の匂いも気にならず美味しくいただくことができます。

2 四肢末端型冷え性の原因と食養生

手と足が冷える四肢末端型の原因は、2つ考えられます。

まず一つ目は「気」の巡りが滞る「気滞」。

気の循環がうまくいかず滞ると、イライラや腹部の張りに加え、緊張により手足先の冷えが引き起こされるのです。

もう一つの原因は、「血」が不足する「血虚」。

長時間にわたるパソコンや携帯電話の使用や偏食・少食、夜更かしなどが原因で血の量が不足しているため、体の隅々まで栄養が行き渡りません。外気の影響も受けやすく、手足の末端が冷えてしまうのです。

気滞：温陽＋理気の食養生

気滞で冷えている場合は、温陽に加えて、気の流れを改善する「理気」の食材を摂ることを心がけましょう。

温陽・理気の両方の性質を持つ食材には**カブ、シソ、タマネギ、陳皮（ミカンの皮）、ラッキョウ**などがあります。

とても身近な食材であるミカンの皮は、実は漢方で「陳皮」として重宝される食材です。

よく洗って天日干ししたものを刻む、あるいはミキサーなどで粉末にしておくと、煎じて飲んだりスパイスにしたりとさまざまな用途に使えるので、冬の時期にはぜひ試してみて下さい。

血虚：補血の食養生

血虚の場合は、血を補う補血作用のある黒豆、黒ゴマ、ヒジキ、シジミなど黒い食材を積極的に摂りましょう。

3　上熱下寒型冷え性の原因と対策

本来、気というのは身体の中心部から末端へ、あるいは上半身から下半身へと流れています。しかし、気の循環が乱れると逆流してしまうことがあり、これを「気逆」といいます。

上熱下寒型冷え性は気逆で上半身から下半身へ巡るべき気が逆流しているこ

とが原因で、上半身が熱く、下半身が冷えている、いわゆる「冷えのぼせ」のタイプといえます。

降気作用の食材

逆流した気を落ち着かせることを「降気」といいます。**下半身の冷え**が気になる方は降機作用のある**温熱性の食材、冷えより上半身のほてりやのぼせ**が気になる方は**寒涼性の食材**が良いでしょう。

■降気作用のある食材
温熱性……コショウ、サンショウ、エゴマ、ニラ、ラッキョウなど
寒涼性……ソバ、大麦、ダイコン、ビワなど

4　内臓型冷え性の原因と食養生

内臓型冷え性は、腹部の冷えや痛み、生理痛が酷いなどの症状が見られます。これは、血の巡りが滞る「瘀血」が原因です。

環境や精神的ストレス、日常の不摂生などにより血の質が良くないため、血管の通りが悪くなり血の流れが滞っている状態といえます。

対策：血の巡りを促進する

血の巡りを改善する**甘酒**、**ベニバナ**、**春ウコン**、**サンザシ**といった食材に加え、「辛味」のスパイスも有効です。**コショウ**、**クミン**、**クローブ**、**サンショウ**、**シナモン**、**トウガラシ**、**八角**、**フェンネル**などが身体を温め、血の巡りを促進してくれます。

5 水滞型冷え性の原因と食養生

水滞型冷え性の場合、体内の水分の巡りが悪くなり、適切に排出されなかった水分が体の一部に停滞・偏在することにより体が冷えてしまいます。

このタイプは、膝や足先の冷えが多く見られます。

利水作用の食材を摂る

溜まった水を排出する利水作用のある小豆、昆布、ハトムギ、カボチャの種などを積極的に摂りましょう。

身体を温める飲料・冷やす飲料

日々食べるものだけでなく、飲料も意識することを忘れないようにしましょう。冷たいものはなるべく避けるのは当然ですが、それぞれ飲料にも性質があるので参考にして下さい。

■温性……紅茶、ジャスミンティー、ほうじ茶、日本酒全般

■平性……コーヒー、ココア、ワイン

■涼性……緑茶、烏龍茶、牛乳、ビール

★冷え性対策のまとめ

・「冷え」は気血水の循環不全から起こり、「万病の元」となる

・「温性／甘味／辛味」の食材を摂る

ラムチョップのオーブン焼き

冷え症対策の
薬膳
レシピ
1

温性食材のラムに、
身体を温めるスパイスをまぶして焼き上げた
シンプルなレシピです。
スパイスは十三香(13種類の香り)ですが、
すべて揃えなくとも美味しくできます
(十三香粉という名称でブレンドされている
ものも市販されています)。

【材料＝２～３人分】

ラムチョップ……適量
タマネギ、ジャガイモ、パプリカ、
ニンジンダイコンなどの
お好み野菜……適量
調味料……適量
- ローズマリー
- 料理酒
- オイスターソース(多め)
- 七味
- 一味
- ハーブ岩塩
- 五香粉
- 花椒塩
- コショウ
- クミン
- など中国のスパイスを十三香

【作り方】

1. ラムチョップと調味料を混ぜて冷蔵庫で一晩寝かせ、下味をつける。
2. オーブンの天板にクッキングシートを敷き、ラムチョップと食べやすい大きさに切った野菜を並べ、250℃に予熱したオーブンで30分(片面20分、もう片方10分)加熱する(オーブンによって温度・時間は多少異なる)。
3. 両面ともに、焼き上がる5分前にクミンや一味(量はお好みで)を加える。

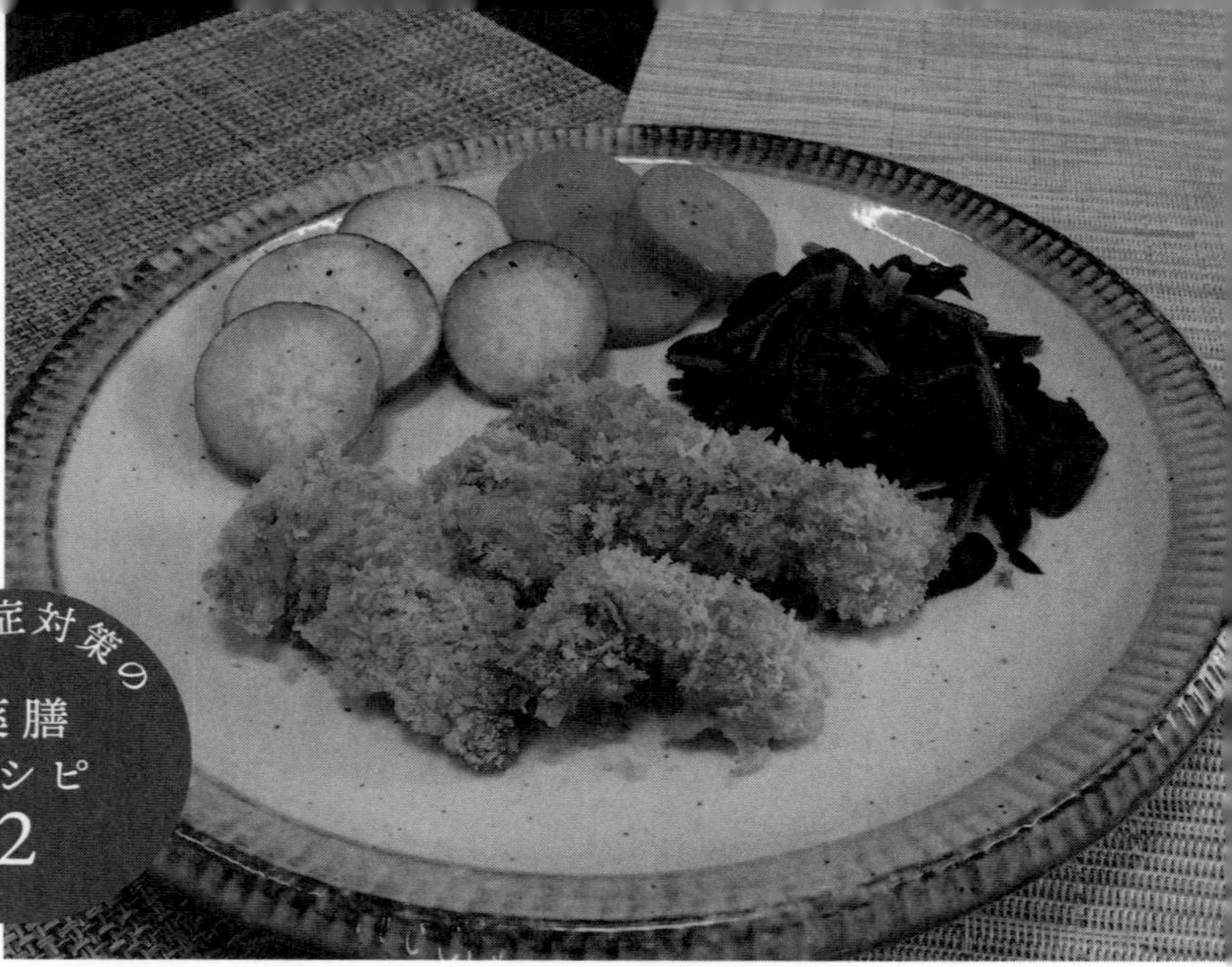

冷え症対策の
薬膳
レシピ
2

牡蠣のパン粉焼き

「海のミルク」といわれるほど
栄養価が高く、身体を潤し精神を
落ち着かせる作用のある牡蠣に、
ビタミンCが豊富で風邪予防に
効果のあるサツマイモと
温性のバジルとローズマリーを加えました。

【材料＝2人分】

牡蠣……大4～6個
小麦粉……適量
バジル(乾燥)……少々
卵……1個
パン粉……適量
オリーブオイル……適量
ローズマリー……少々
ニンジン……1/2本
サツマイモ……1/4個
ホウレンソウ……半束
コンソメ……1個
コショウ……少々

【作り方】

1. 牡蠣は塩水で洗い水を切っておく。ニンジン、サツマイモは輪切りにする。ホウレンソウは5㎝の長さに切る。バジルはみじん切りにする。

2. 牡蠣にバジルを混ぜた小麦粉、溶きほぐした卵、パン粉の順につける。

3. アルミホイルにオリーブオイルとローズマリーを敷く。牡蠣をのせてオリーブオイルを小さじ1をふりかけ、250度のオーブンで約12分焼く。

4. 鍋に野菜とコンソメ、コショウを入れ、ひたひたの水を加えて半茹でにして③に添える。

第三章
体質別の薬膳
●

肌荒れと薬膳

「肌荒れ」とは一般的に、キメが整って潤っている健康的な肌に対して、肌表面から滑らかさが失われ、カサつきなどのトラブルが表れた状態のことをいいます。

主な症状としては、カサつきの他に毛穴の開きやニキビ・吹き出物などがあります。

原因は気・血・水の巡り

中医学では、肌と関連の強い臓腑は「肺」で、**「肺は皮膚をつかさどり、皮膚は気・血・水に養われる」**とされます。

気・血・水の巡りが悪くなると、肌がカサカサして艶がなくなり、それが長引くとザラザラ、ブツブツのサメ肌になったり、ニキビ・吹き出物などの肌トラブルが起こるのです。

肺の機能を向上させるレンコン、百合根、白キクラゲ、白ゴマなどの白い食材は肌を内側から潤す効能があります。

体質別の肌改善

気血水のバランスによって、どういった肌トラブルが起きやすいかの傾向があります。

体質ごとの肌の特徴、必要な食材をまとめると次のようになります。

◉気虚タイプ

気が不足している気虚タイプの人は、肌が薄く弾力やツヤがなく、青あざができやすい傾向にあります。

■肌の特徴……黄味が強い・艶がない・キメが荒い・シワ・乾燥・毛穴が開く

■オススメ食材……もち米・大豆・ヤマイモ・栗・ウナギ・鶏肉・エビ・カボチャなど

◉血虚タイプ

血虚は、血が不足しているため、肌が薄く乾燥し、色が悪く、シミやくすみが出やすく、また、傷が治りにくくなる傾向にあります。

■肌の特徴……顔色は蒼白、くすみ肌、乾燥、

■オススメ食材……クルミ、レンコン、ナツメ、ホウレンソウ、レバー、ブルーベリー、落花生（皮つき）、ライチなど

◉瘀血タイプ

血の巡りが悪いため、顔色も暗く青みがかった紫になります。そばかすやクマが出やすい傾向にあります。

■肌の特徴……肌色は暗い青紫、カサカサ、サメ肌、そばかす、クマ、目の周りにシミ

■オススメ食材……青魚、サンザシ、シナモン、ベニバナ、桂花、桃花、バラの花、ヨモギ、ラッキョウなど

◉痰湿タイプ

身体に余分な水分が溜まっている痰湿タイプの人は、肌にニキビ、黒ずみ、または、毛穴の詰まりや皮脂の過剰分泌が見られることもあります。

■肌の特徴……脂性肌、Tゾーンが光る、ニキビ、吹き出物、赤み、熱感、ニキビ、湿疹、アトピー性皮膚炎

■オススメ食材……小豆、ゴーヤ、セリ、ハトムギ、フキノトウ、緑豆、インゲン豆、ドクダミ、ユズなど

★肌荒れ対策のまとめ

- 気・血・水の働きの乱れが肌トラブルとなって表れる
- 自分の肌タイプを知り、適した食材を摂ることが大切

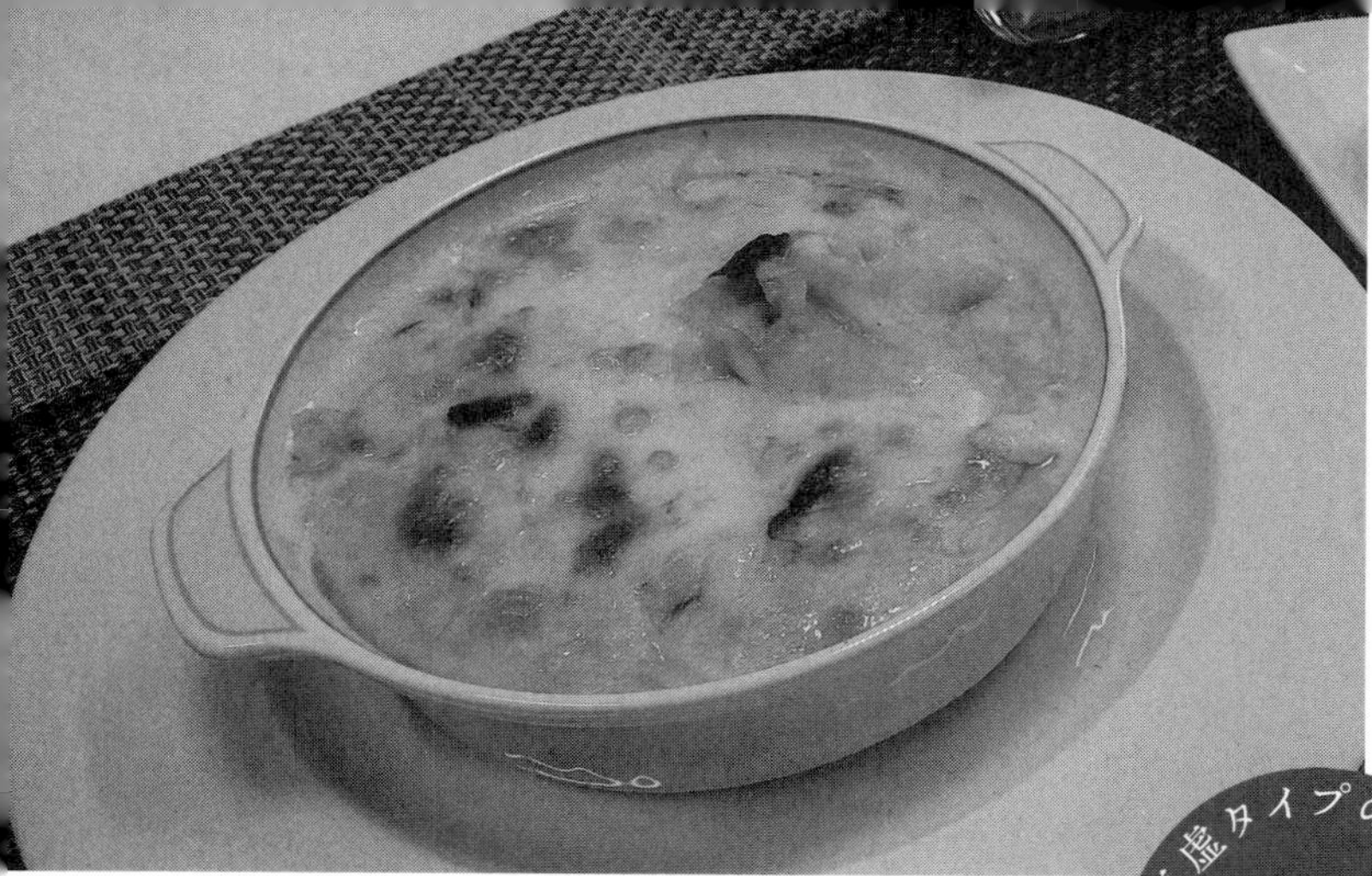

気虚タイプのための
美肌
薬膳レシピ
1

エビ入りチキンドリア

良質なたんぱく質が豊富な鶏モモ肉と体を温めるむきエビは、
元気を回復させるのに役立ちます。
さらに、肌に潤いと弾力を与える白キクラゲや、免疫力を高めるニンニクも加え、
美容と健康を同時にサポートできるドリアです。

【材料＝2人分】

鶏モモ肉……70g
ヤマイモ……5cm
むきエビ……50g
タマネギ……1/2個
白キクラゲ(乾燥)……3g
マッシュルーム……70g
ニンジン……3cm
ニンニク……1かけ
ご飯……茶碗2杯分
チーズ……少々
小麦粉……大さじ1強
片栗粉……小さじ2
オリーブオイル……小さじ2
塩・コショウ……少々
コンソメ……1個
牛乳……2カップ

【作り方】

1. 鶏肉は1cmくらいのそぎ切りにする。エビと鶏肉は酒と塩で洗う。マッシュルームは4つに切りヤマイモ、タマネギは1cm大の角切り、ニンジンはたんざく切り、白キクラゲは水で戻し一口大に切る。
2. 鍋にオリーブオイルを引き、鶏肉とエビは炒めて取り出す。
3. 野菜を炒め、コンソメ、牛乳を加え柔らかくなるまで煮る。
4. 鶏肉、エビ、白キクラゲを③に加え塩・コショウで味を調え、5分ほど弱火で煮る。水溶き小麦粉、片栗粉を加える。
5. 器にご飯を入れ、4をかけてチーズをのせ、180度のオーブンで焦げ目がつくまで焼く。

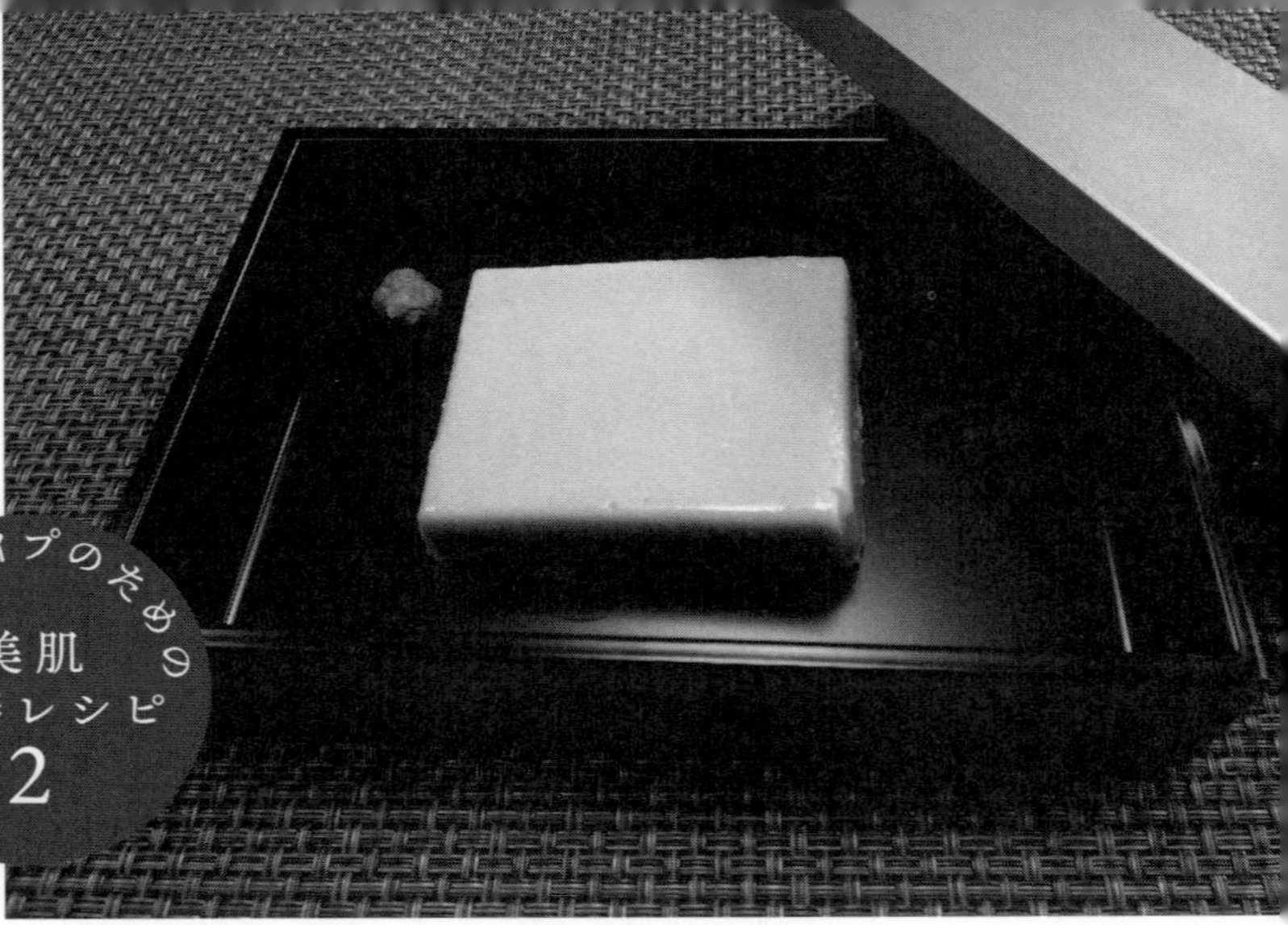

血虚タイプのための
美肌
薬膳レシピ
2

落花生豆腐

落花生には良質なたんぱく質と脂質が豊富に含まれており、中医学では気の補給や血の巡りの改善に効果的とされています。消化を助ける作用のある葛粉を使った、胃に優しく、なめらかな口当たりの一品です。

【材料＝2人分】

落花生(炒ったもの)……50g
葛粉……20g
だし(かつお・昆布)……260cc
みりん……小さじ2
塩……少々
しょうゆ……少々
ワサビ……少々

【作り方】

1. 落花生の薄皮をむく。
2. ①をフードプロセッサーにかけ、粘り気が出るまでよく練る。
3. 鍋にだし、葛粉、みりん、塩、しょうゆを入れ、中火で練り上げる。
4. とろみが出てきたら2を加え、落花生の粒がなくなるまで、弱火で練る(火加減は、中火→弱火)。
5. 水で濡らした型に4を流し入れ、空気抜きをして平らにする。
6. ラップをかけて冷蔵庫で約30分冷やし固める。
7. 器に盛り、ワサビを添える。

瘀血タイプのための
美肌
薬膳レシピ
3

桃花とトウガンの健美茶

血流が悪く滞った状態を改善し、美肌効果がある
桃の花と体に溜まった余分な水分を体外に排出させる
冬瓜子(トウガンの種を乾燥したもの)を使ったお茶です。

【材料】

乾燥させて手で細かくした
桃の花……150g
細かく刻んだ冬瓜子……150g
粉末にした陳皮……60g

【作り方】

材料を混ぜ合わせ、瓶に入れ、保存する。

【飲み方】

1日2回(10g／回),お湯で溶かしてから飲む。

痰湿タイプのための
美肌
薬膳レシピ
4

ドクダミサラダ

ドクダミの名前の由来は「毒を矯(た)める」。
その名の通り、毒を止める解毒・消炎・解熱などの作用があり、
十種の薬効があるので「十薬」とも呼ばれます。
お茶やパック、入浴剤にも使える優れものです。
ドクダミはよく庭に生えており、
刈り取ってすぐにも伸びてくるほどの生命力があります。
乾燥したものはネットで購入することができます。

【材料】

季節の野菜
(ニンジン、ラデッシュ、
カイワレダイコン、レタス、
サラダホウレンソウなど)
お好みのドレッシング
乾燥ドクダミ……少々

【作り方】

1. 各野菜を水で洗い一口大に切り、器に盛り付ける。
2. 盛り付けた野菜の上に乾燥ドクダミを加え、好みのドレッシングをかける。

むくみと薬膳

むくみとは、体内で水分代謝がうまく行かず過剰な水分が皮下に溢れ、顔面やまぶた・四肢（手足）、時には全身に及ぶものをいいます。

この状態を「水滞」と呼び、体内に余分な水分が停滞してしまうことで、組織間に水分が溜まり、むくみが発生します。

むくみを改善するためには、脾の機能をサポートし、水のバランスを正常化することが重要です。

中医学では症状によって次のように軽度、中等度、重度と分けています。

- **軽度**……まぶた～まぶたの下縁、すね、くるぶし
- **中等度**……全身、特に両すね
- **重度**……全身に著明、むくみ部位の皮膚がてかる、浸出液が出る、胸水・腹水が溜まる

中等度、重度のむくみは治療の必要な病気ですので、ここでは軽度のむくみを未病としてお話ししたいと思います。

原因は水の巡り

むくみの原因になるのは水の循環不良です。排出されなかった余計な水分（痰湿）が体内に溜まることでむくみが発生します。そのため、水分を排出する「利水作用」のある食材を摂ることが大切です。

水の巡りを悪くしている原因としては、**水分代謝をつかさどる臓腑機能が失調**していることが挙げられます。

中医学において、水の流れは口↓胃・脾↓肺となり、肺から先は、皮膚へ流れて汗となるものと、肺↓腎↓膀胱と二手に分かれると考えられています。

水分代謝に関わる主な臓腑は胃脾↓肺↓腎となり、どの臓腑が失調しているかによって、むくみの部位も変わってきます。

■顔、まぶたがむくむ……肺の働きが失調していると考えられます。肺の働きを改善し、利水作用が大切です。

■オススメ食材……小豆、菊花、金銀花、桑の葉、タンポポ、トウガン、冬瓜皮（トウガンの皮）、薄荷（ペパーミント）、ハトムギなど

■全身・手足がむくむ……脾の働きが失調していると考えられます。

■オススメ食材……イワシ、カリフラワー、小松菜、インゲン豆、大豆、トウモロコシ、サンザシ、アサリ、エンドウ豆、セロリ、トウガン、陳皮など

■下半身がむくむ……腎の働きが失調していると考えられます。

■オススメ食材……イカ、桑の実、昆布、トウガン、車前子（オオバコの実）など

むくみ対策のオススメ食材

スーパーなどでもいつでも比較的手に入れやすく、食べやすいむくみ対策食材として、身体の余分な水を外に排出して「脾」の働きを助けてくれるハト

ムギがあります。

普段のご飯に混ぜて炊いても良いですし、水分代謝を助ける緑豆などと一緒に消化吸収の良いお粥にするのもオススメです。

ハトムギと緑豆のお粥

【材料＝2人分】米1合、ハトムギ・緑豆各20g、水4カップ

【作り方】

①といで30分ほどざるで水を切っておいた米とハトムギ、洗って水に半日浸した緑豆、水を鍋に入れる。

②緑豆が柔らかくなるまで炊き、塩で味を調えればできあがり。

★むくみ対策のまとめ

・失調している臓腑によってむくむ場所は変わる

・臓腑の働きを改善し、利水作用のある食材を摂る

むくみ対策の

薬膳

レシピ

1

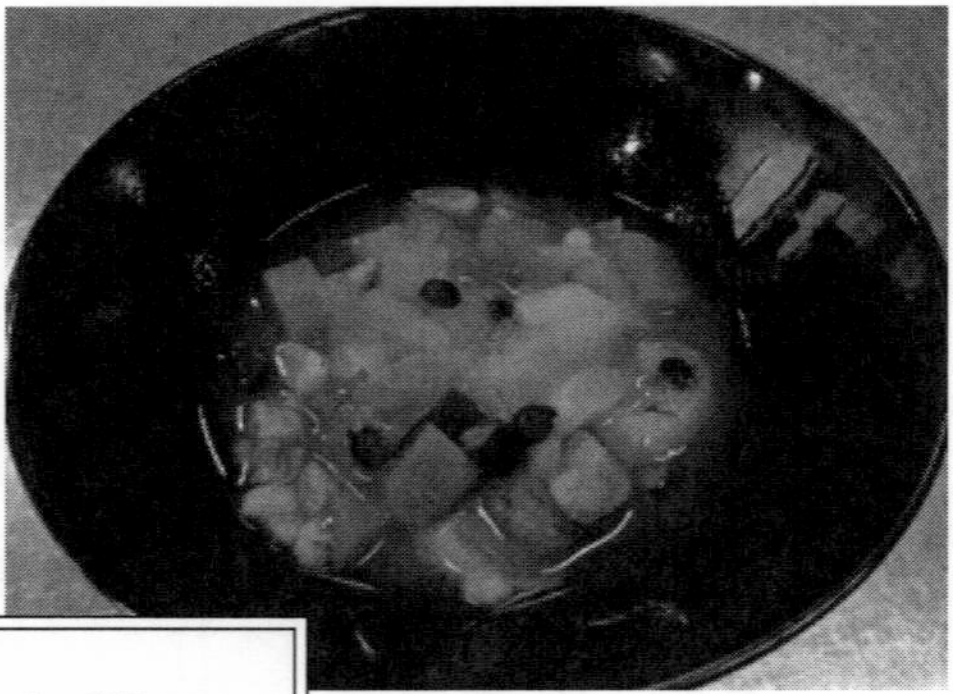

小豆を使った五臓を潤す薬膳元気スープ

五臓（肝、心、脾、肺、腎）に良いとされる食材を使い、
更に小豆を加えた利水作用もある元気スープです。
具材がゴロゴロ入っていますので、スープというより栄養たっぷりの煮物のようです。

【材料＝2人分】

豚モモ肉……20g
ダイコン……40g
ジャガイモ……40g
ニンジン……20g
ゴボウ……20g
白ネギ……20g
ゆで小豆……20g
干しシイタケ
（戻した状態）……5g
もち麦……10g
松の実……3g
クコの実……19粒
白キクラゲ
（戻した状態）……10g
ゴマ油……3g
（炒め用2g、風味づけ1g）
だし昆布……2g
しょうゆ……2g
塩……少々
黒コショウ……少々

【作り方】

1. 豚モモ肉を1cmの角切りにする。
2. ダイコン、ジャガイモ、ニンジンを1cmの角切りにする。
3. ゴボウは1cm幅のいちょう切りにする。
4. 白ネギは斜め笹打ち切りにする。
5. 干しシイタケ・白キクラゲはそれぞれ水につけて戻し、1cmの角切りにする。
6. クコの実を水につけて戻す。
7. 鍋にゴマ油を入れ、①を色が変わるまで炒める。その後②③と干しシイタケを加えたら、油を馴染ませるように炒める。
8. ⑦に水とだし昆布を入れ、弱火で火を通す。アクを取り、昆布が柔らかくなったら引き上げ、ゆで小豆、もち麦、松の実、ゴマ、クコの実、白キクラゲを加え火が通るまで加熱する。
9. 白ネギを加え、しょうゆ、塩で味を調え、ゴマ油で風味をつける。
10. お椀に盛りつけ、好みで黒コショウをふりかける。

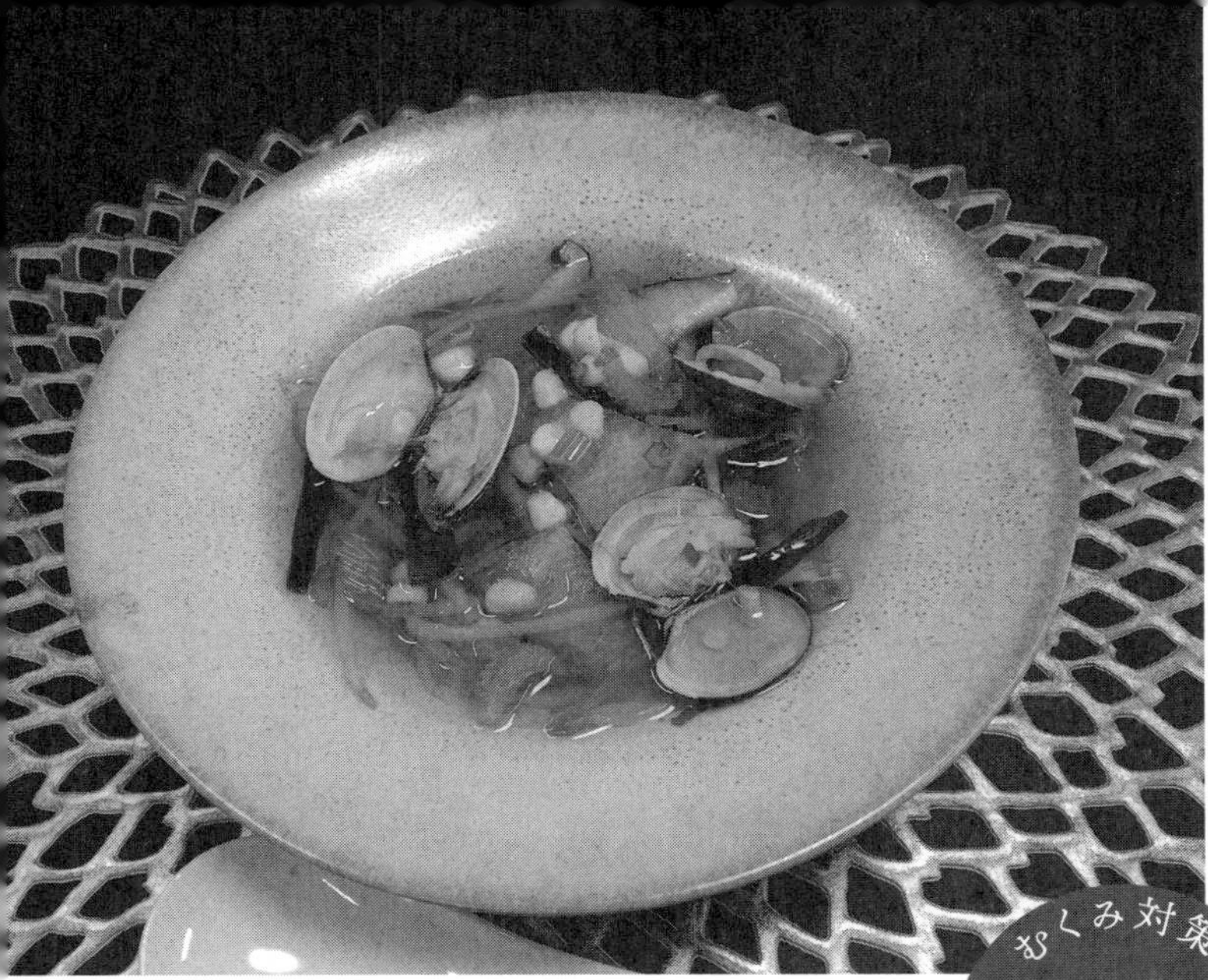

むくみ対策の
薬膳
レシピ
2

デトックス薬膳スープ

トウガン、アサリといった利尿作用のある食材は、
体内の余分な水分を排出してむくみを軽減するのに効果的です。
セロリは血圧の調整に役立ち、余分な塩分を体外に出すのを助けます。

【材料＝2人分】

トウガン……200g
セロリ……1本
アサリ……5〜6個
モヤシ……40g
干しシイタケ……1枚

A
だし……1と1/2カップ
酒……小さじ2
しょうゆ……小さじ1
塩……小さじ1/3

【作り方】

1. トウガンは3cmの角切りにし、セロリは千切りにする。アサリは殻付きのままよく洗う。干しシイタケは水に戻し千切りにする。

2. Aを鍋に入れ火にかけすべての材料を入れて煮る。

COLUMN

体質別お茶のススメ

●

気虚、気滞、血虚／瘀血、痰湿といった体質ごとにオススメのお茶を紹介します。

■ストレスや過労で疲れやすい気虚 → 杜仲茶

杜仲は中国原産の落葉高木で、その樹皮や葉が薬用に利用されており、五大漢方薬の一つとして知られ、不老長寿の秘訣とされている「上薬」の仲間入りをしています。体を温め、エネルギー補充、筋肉と骨を強化する効果が認められており、気を補うのにうってつけ！　ただし、顔のほてりやのぼせが起こるような症状を持つ人は、ほどほどの量を心がけましょう。

■イライラしがちな気滞 → ジャスミン茶

気の巡りを改善するジャスミンの花は、その爽やかな香りから「香りの王様」として親しまれています。イライラや気分の乱れを和らげる効果の他、胃の違和感、胃もたれや食欲不振にも効果を発揮します。特に、ジャスミンに含まれる香り成分「ベンゼルアセテート」は、自律神経のバランスを整え、心地よいリラックス感をもたらしてくれるため、リラックスタイムのお供に最適なのです。

■冷えやすい血虚／瘀血タイプ → 黒豆茶

黒い食材は、成長·発育を促し、ホルモンバランスを整えますので、精がつき、老化防止に役立ちます。中でも黒豆は、血を補い、巡りをよくする働きがあります。

黒豆に含まれる「アントシアニン」は、抗酸化作用が高く、目の疲れや血圧上昇を抑えてくれる効果もあり、アンチエイジング食材としてもオススメです。

■むくみやすい痰湿タイプ → トウモロコシのひげ茶(南蛮毛茶)

「トウモロコシのひげ」は「南蛮毛」ともいわれ、トウモロコシの粒から生えている雌しべを指します。利尿作用があるため、生薬として用いられ、むくみに効果的。身体の水の巡りを良くすることから、血圧を下げる効果が報告されています。皮と一緒に捨ててしまいがちですが、お茶パックに入れて煮出すだけで美味しいひげ茶ができあがります。

第四章

季節の薬膳

季節と二十四節気《にじゅうしせっき》

自然のリズムと身体の関係

ここまでお話してきたように、薬膳では、身体の健康は自然のリズムと深く結びついており、四季それぞれの変化に対応して食事を調整することが重要です。三因制宜の中に「因時制宜」という言葉があるように、その時期のものを食べるというのは薬膳の根幹を成す部分でもあります。

この章では、「四季の薬膳」というテーマを通じて、春、夏、秋、冬それぞれの季節に適した食材や料理、そしてその効能について紹介します。

春は新しい生命が芽吹き、全てが目覚める季節です。この時期の薬膳は、肝臓を潤し、気の流れをスムーズにし、身体をリフレッシュすることに焦点を合わせます。

夏は活動的でエネルギーが溢れる季節であり、心と小腸の健康をサポートし、体液を補充する薬膳が理想的です。

秋は収穫の季節であり、肺と大腸の健康を重視し、乾燥からくる不調を防ぐ薬膳がお勧めです。

そして冬は、身体を温め、腎と膀胱の健康をサポートし、エネルギーを貯蔵するための薬膳が最適です。

四季それぞれの特性を理解することで、季節の変化に対応する薬膳を実践することで、自然のリズムと調和し、身体のバランスを保ちながら、健康で豊かな生活を送ることができるのです。

季節の変化と開運

中国の伝統的な考え方では、季節の変化は単に気候の変わり目以上の意味を持ちます。

「運気」とは「自然現象に現れる人の運勢」（出典：大辞林）とあるように、それぞれの季節が私たちの体調や運気に深く関わっていると考えられており、季節に合わせた食材を選ぶことで、健康を促進し、さらには運気を高めることができるとされています。

春は新しい始まりの季節とされ、身体に蓄積された老廃物を排出し、新たなエネルギーに満ちたスタートを切るための食材が推奨されます。例えば、新鮮な緑の野菜や苦味のある食材は、肝臓の機能をサポートし、身体内のデトックスを助けるとされ、これにより新たな計画や目標に向けたやる気が満ちてくるでしょう。

夏は活動的なエネルギーが最高潮に達する季節で、身体を冷やし、心を落ち着かせる食材を選ぶのが良いとされます。

キュウリやスイカなどの水分を多く含む食材は、暑さから身体を守り、感情のバランスを整える助けになります。開運の面では、明るい未来への希望や情熱を支える季節と捉えることができます。

秋は収穫の季節で、身体を養い、気を育てる食材が中心になります。栗やカボチャのような甘味を含む食材は、胃腸の働きを助け、身体に必要なエネルギーを蓄えます。開運においては、一年の成果を収穫し、内省と計画を通じて次のステップに進むための準備期間と考えられます。

冬は身体を内側から温め、エネルギーを内に蓄える季節です。黒豆やラム肉などの温性食材は、身体を温め、腎の機能を強化することで、身体の根本的なエネルギーを支えます。開運としては、この時期に蓄えたエネルギーが新年を迎える基盤となり、新しい始まりへの道を開くでしょう。

薬膳を通じて季節のエネルギーを取り入れることは、単に身体を健やかに保つだけではなく、それぞれの季節の流れに沿った運気の流れを読み解き、それを最大限に活かすための知恵とされています

季節の食材を選び、それに適した薬膳を楽しむことで、自然のリズムに調和し、開運へと導く一助となるでしょう。

二十四節気

中国の古い知恵には、自然のリズムを大切にする考えが根付いています。このリズムを表すのが「二十四節気」です。

二十四節気によると、2月4日頃が立春で、春の初めと考えられています。立春、春分、夏至、冬至など季節の変わり目を表す言葉は現代の日本でも根付いていますね。

二十四節気

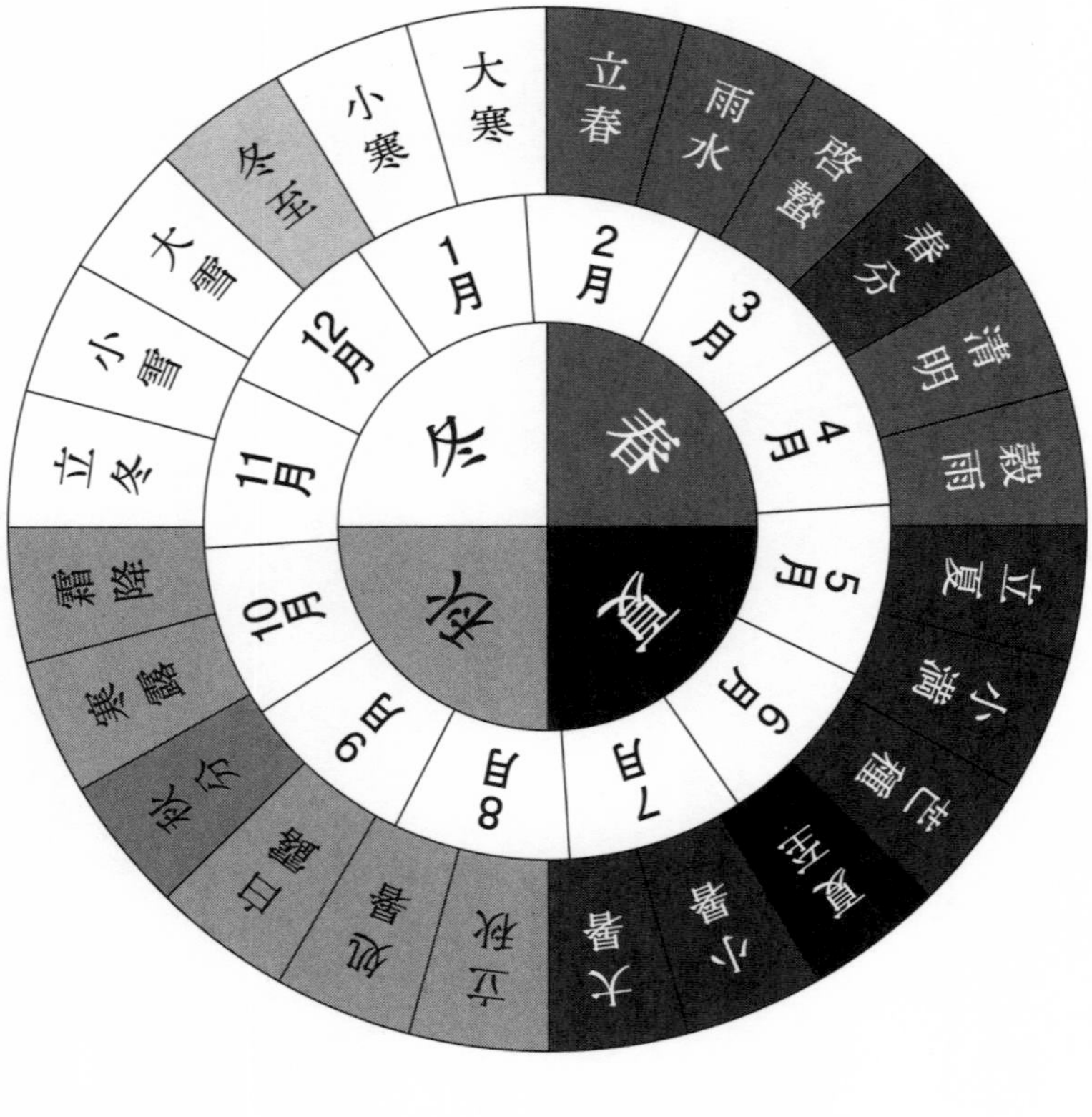
立春
雨水
啓蟄
春分
清明
穀雨
立夏
小満
芒種
夏至
小暑
大暑
立秋
処暑
白露
秋分
寒露
霜降
立冬
小雪
大雪
冬至
小寒
大寒
1月
2月
3月
4月
5月
6月
7月
8月
9月
10月
11月
12月
春
夏
秋
冬

これは年間を24の時期に分けたもので、それぞれの時期には細やかな自然の変化があります。そして、このリズムに合わせて食事をすることで健康を保つのが「薬膳」です。

四季と陰陽

陰陽の考え方において、自然界では暖かさと寒さによる陰陽の原理が四季の変遷をつかさどるとされます。

春が訪れると、寒い冬から温もりの季節へと変わり、周囲は生命力に満ちた陽の気で溢れます。

この時期、陽は増していく過程にあり、万物が成長し始めるのを感じられます。しかし、陽が極まると、夏の終わりに向けて自然のサイクルは陰に転じ始めます。

これは、増え続けた陽のエネルギーが頂点に達すると、次第に引き下がり、秋の涼しさへと移行することを意味します。

そして秋が深まり冬へと向かうにつれて、陰の気が強まります。

これは寒さが増し、夜が長くなり、自然界が静寂と休息の時を迎えることを示しています。

冬は陰が支配的であり、すべては内にエネルギーを蓄え、外界から身を守りながら次の春への準備をします。

このように、一年を通じて陰陽は互いに対立しながらも補い合い、自然界のバランスを維持しています。

四季のそれぞれが特有の陰陽の状態を持ち、私たちの生活、健康、さらには心の状態に影響を与えています。

春と夏は活動的な陽の時期であり、秋と冬は内省と再生の陰の時期。

この自然のリズムを理解して適応することが、健康と調和のための鍵となります。

陰陽の原理を取り入れた生活は季節の変化に合わせて自身を調整し、バランスの取れた生き方へと導いてくれるでしょう。

1年間の陰陽の移り変わり

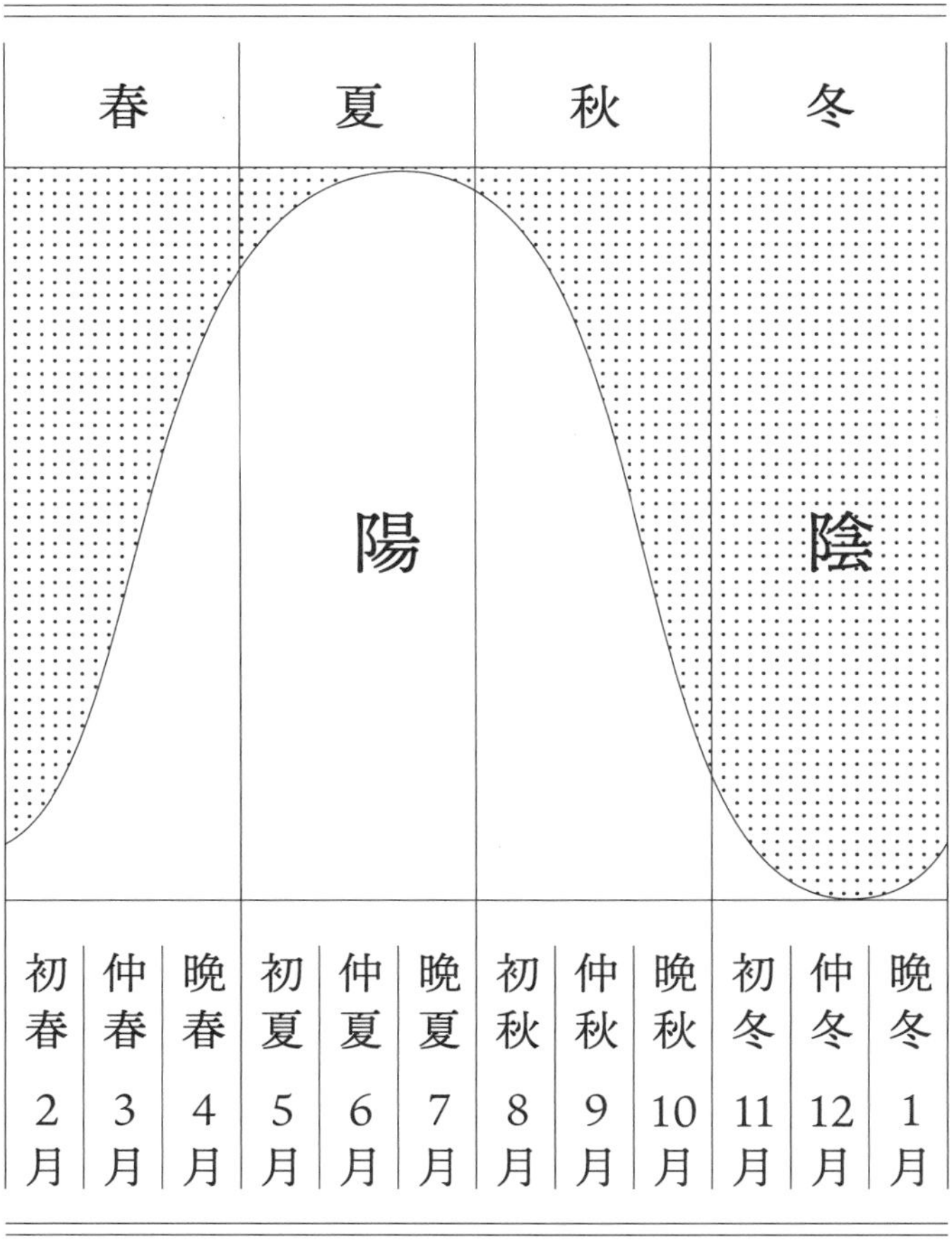

一年間の陰陽の移り変わり

季節の食養生

「春は生じ、夏は長じ、秋は収《しゅう》し、冬は蔵《ぞう》す」

これは、『黄帝内経』の中の、季節の特徴を論じた一節です。

春夏秋冬それぞれの果たす役割があり、それに合わせて人の身体も変化するため、食事の内容も変えていかなければならないということですね。

季節の食養生において重要となるのは次の3点です。

①季節ごとに重要な「臓」をサポートする

五行論に基づき、「春・夏・長夏（梅雨）・秋・冬」の季節ごとに重要とされる臓が異なります。

その働きを助長する食事を摂ることが健康に繋がるという考え方です。

②季節ごとの「味」にする

酸味、苦味、甘味、辛味、鹹味《かんみ》のいずれかが季節ごとに割り当てられています。これは、身体を温める、冷やす、潤すなど、その季節を健やかに過ごすために必要な味ということです。

③邪気への対策

中医学において、病気や不調の原因となる要素のことを「**邪気**」といいます。外部から受ける邪気には、**風邪《ふうじゃ》・寒邪《かんじゃ》・暑邪《しょじゃ》・湿邪《しつじゃ》・燥邪《そうじゃ》・火邪《かじゃ》**があり、これらは皮膚や呼吸器を通して体内に入り込み、病気の原因となります。

四季に関していうと、その季節に特徴的な気候が邪気となると考えられています。

こうした主邪へ対抗する食事を摂ることで健康を守ろう、というのが薬膳の基本です。

春の薬膳

春の訪れは、自然界での新しいサイクルの始まりを告げ、温かさとともに冬に内に秘められていた生命力が息吹を取り戻します。

この季節は、体内の陽気が活発になり、生命のエネルギーが溢れ出す「生《しょう》ずる季節」です。

しかし、季節の変わり目はまだ冷たい風が吹き抜けることもあり、体の発散力が完全には戻っていないため、この力を補う食事が求められます。

春に適した食材としては、香り高いミツバやセリなどの香草類、新鮮なタケノコやホウレンソウ、ネギといった緑豊かな野菜を取り入れることをお勧めします。これらは、体の発散力を高め、気血の流れを整えるのに役立ちます。

また、夏に向けて体の脂肪を落とすために、脂っこい食べ物や濃い味の料理は控え、薄味の料理を心がけることも大切です。

春の薬膳：基本は「肝」と「酸味」

春の薬膳では、肝の働きをサポートすることが重要とされており、肝は気血の流れを調節する臓です。

この時期には、**肝の働きを助ける酸味の食材**を意識的に取り入れましょう。初春の2月はまだ寒さが残るため、体を温める温熱性の食材が適しています。3月から4月にかけては、気温の上昇に合わせて、温熱性ばかりにならないよう気をつけましょう。

春の邪気は「風邪《ふうじゃ》」

春に吹く新鮮な風は、新たな始まりと活力を象徴する一方で、中医学では「風邪《ふうじゃ》」と呼ばれる特有の邪気をもたらすことがあります。風邪《ふうじゃ》は現代日本でいう風邪（かぜ）とはまた別の概念です。

風邪《ふうじゃ》は春の代表的な邪気で、急激な気候の変化と共に私たちの身体に影響を及ぼします。まず体の表面に最初に影響を与え、皮膚や毛穴を通じて体内に侵入し、さまざまな不調を引き起こします。

特に春は、生命が目覚め、自然界が活動を始める時期であり、人の身体もこの変化に適応しようとします。しかし、この適応過程で、身体が風邪《ふうじゃ》に弱くなることがあり、風邪《ふうじゃ》が引き起こす代表的な症状には、頭痛、ほてり、目のかゆみなどがあります。

■酸味の食材

カボス、スダチ、レモンなど柑橘類の酸味は肝の働きを助け、風邪を退ける助けとなります。また、身体に陽の気を巡らし、身体を温める効果がある**ミョウガ**もオススメです。

春の体調は不安定

冬の寒い時期は、身体の中で血がうまく流れず、元気が出にくいものです。しかし、春に向けて暖かくなってくると身体の中も活動的になり、気血水がサラサラと流れやすくなってきます。

この春の時期、肝が活発になることで、メンタルが落ち着かなくなることがあります。集中力の低下やイライラが現れやすく、四月病などといわれるのもこのためです。

肌トラブルや疲れやすさ、頭痛、自律神経の乱れ、めまいや花粉症なども起こりやすくなります。

こうした春の不調を防ぐためには、春に旬を迎える野菜を食べるのがオススメです。

中医学では、香りが強い野菜は身体のエネルギーの流れを改善し、不安定になりがちな心を落ち着かせてくれると考えられています。

積極的に春の野菜を食べて、心も身体も元気に過ごしましょう。

■春の野菜

アシタバ、アスパラガス、ウド、カブ、からし菜、カリフラワー、キャベツ、グリーンピース、セリ、セロリ、タケノコ、タラの芽、タマネギ、菜の花、ニンニクなど

春だからこそ必要な苦味

春になると、「三寒四温」というように天気が不安定で、寒い日と暖かい日が交互にやってきます。

この時期、私たちの身体はこの変化に合わせ、風邪《ふうじゃ》を寄せつけないように調整する必要があります。

この調整を手助けするのが、肺の力です。**肺は私たちの皮膚を通じて、外の風や寒さから体を守ってくれます。**

肺の働きを助けるのは辛味のもの。辛味のものを食べると、肺が元気になり、血の流れも良くなります。

また、「蔵する（蓄える）」冬から「生ずる」春へ移行するということは、行動的になるということです。

その際に必要となるのは**代謝や血行を促進する苦味の食材**です。

■まだ肌寒い**初春（2月〜3月初頭）は「酸味」＋「辛味（ミツバ、セリ、ニンニク、芽キャベツなど）」**

■少しずつ暖かい日が増えてくる**仲春（3月中旬）は「酸味」＋「辛味」＋「苦味（アスパラガス、フキノトウなど）」**

■安定して暖かくなってくる**晩春（4月〜5月初頭）は「酸味」＋「苦味」**

「春は酸味」というのが基本ではありますが、それだけでは偏りが生じます。気温の変化に応じて辛味、苦味を取り入れることで、体が外の変化に強くなり、移ろいやすい春の気候の変化にもスムーズに対応できるようになります。

次ページからレシピをご紹介しています。カラーページのp・177からも春夏秋冬の薬膳レシピを掲載していますので、あわせてそちらもご覧下さい。

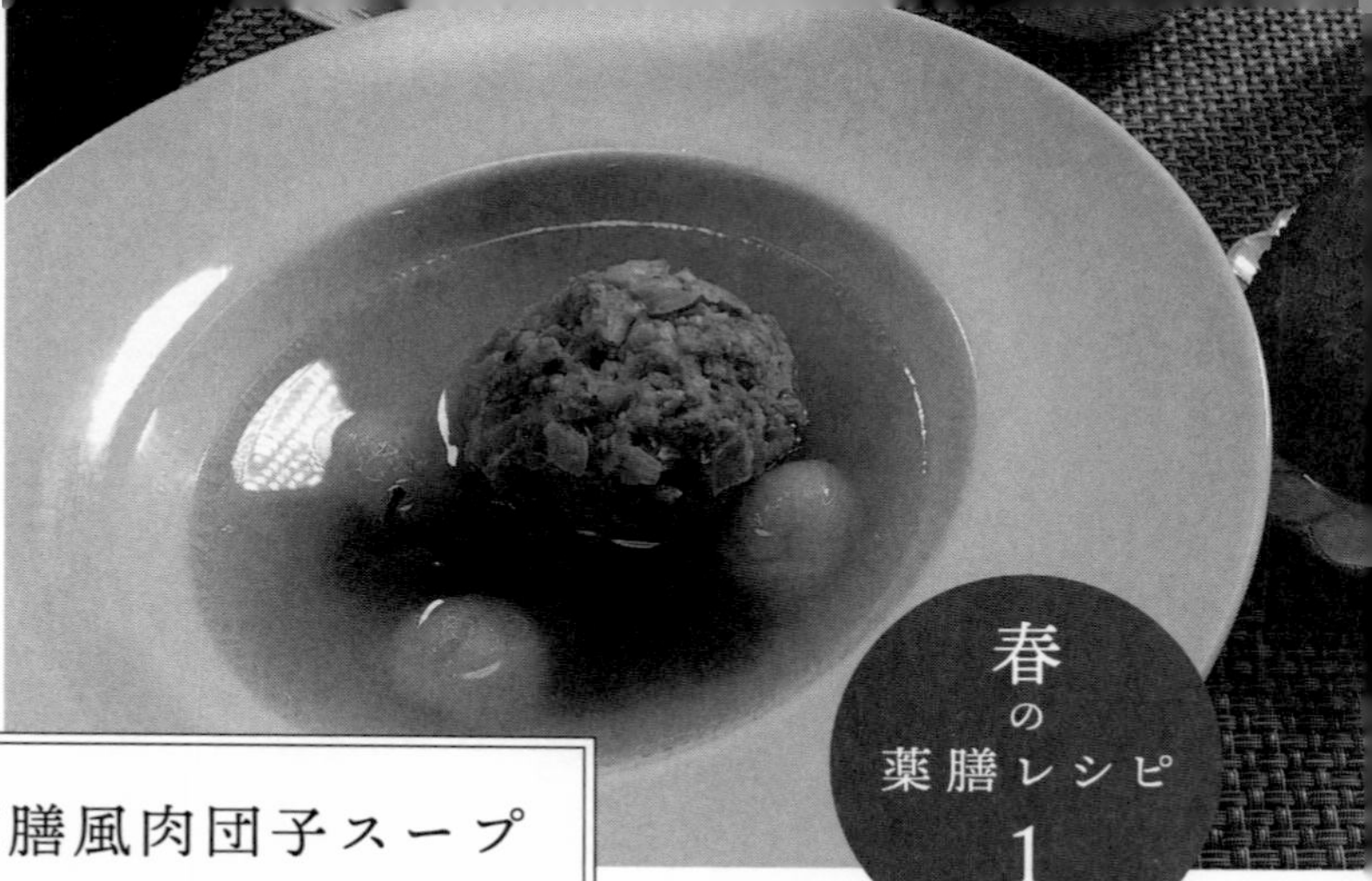

春の薬膳レシピ 1

薬膳風肉団子スープ

酸味を取れるレモン、苦味のセロリを使った春の温まるスープです。
季節に合わせて、鶏のブイヨンに、カボチャ、ブロッコリー等の旬の野菜を入れ、ミキサーにかけポタージュ風にしていただくのも良いと思います。

【材料＝2人分】

〈鶏肉のブイヨン〉
鶏の骨付きモモ肉……500g
レモンの輪切り……2枚
水……2L

A
タマネギ……1個
ニンジン……1本
セロリ……1/3本
シイタケ……3枚
昆布5cm角……3枚
カツオ節(削ったもの)・
ローリエ……各適量
塩……小さじ1/2
コショウ……適量
サンザシ、竜眼肉……各適量

〈豚ひき肉ボール〉
豚ひき肉……150g
タマネギ……1/2個
おからパウダー……大さじ1
小麦粉……大さじ2
オリーブオイル……小さじ1
塩コショウ……適量

【作り方】

1. 鶏の骨付きモモを水で洗う。鍋に湯を沸かし、鶏の骨付きモモ、レモンを入れ、鶏肉をさっと湯通しして取り出す。
2. 鍋に、①の鶏の骨付きモモ、適当な大きさに切った〈A〉とローリエ、塩、コショウを入れ、始めは強火、煮立った後は中火でアクを取りながら50分程煮出す。
3. ②をペーパータオルでこす。
4. 続いて豚ひき肉ボールを作る。タマネギはみじん切りにし、フライパンにオリーブオイルを入れ、しんなりするまで炒め、粗熱を取る。
5. ボールに豚ミンチ、④のタマネギ、おからパウダー、小麦粉、オリーブオイルを入れ、塩コショウして混ぜ合わせる。
6. ⑤を2等分してボール状にまとめ、蒸し器で15分蒸す。
7. 鍋に鶏肉のブイヨンを500cc入れて中火で温め、その中に⑥を入れてスープが温かくなるまで煮る。(1人分は250cc)
8. 鍋にサンザシ、竜眼肉を入れ、一緒に煮込む。

菜の花のクルミ和え＋バラ入りほうじ茶

春の薬膳レシピ 2

こちらは、p.178の「春の薬膳チラシ」に添えた2品のレシピです。
苦味の菜の花に、クルミの歯ごたえと香ばしさがアクセントに。
バラ入りほうじ茶は玫瑰花（まいかいか）として売られているバラの蕾を乾燥させたものを使っています。

菜の花のクルミ和え

【材料＝2人分】

菜の花……80g
クルミ……30g
しょうゆ……小さじ2杯
塩……少々

【作り方】

1. 菜の花は沸騰したお湯で1分ほど茹で、水にさらす。冷えてから水を軽く絞り5cmの長さに切りそろえる。
2. クルミはフライパンで乾煎りし、細かく刻む。
3. ボールにしょうゆを入れ、菜の花、クルミを加えよく混ぜる。最後に塩で味を調える。

バラ入りほうじ茶

【材料＝2人分】

ほうじ茶……3g
バラ（乾燥）……3g
お湯……400ml

【作り方】

急須にほうじ茶を入れその中にお湯を注ぐ。カップにほうじ茶をそそぎ、バラを浮かせる。

夏の薬膳

夏は、日差しが強く、気温が高まり、自然界は活力に満ち溢れる「長ずる季節」です。

暑さの中で、私たちの身体は汗を通して熱を逃がし、体温を調節しようとします。しかし、この過程で気血の消耗も激しくなりがちです。

そこで、中医学では五臓の「心」の機能を支えることが特に重要だとされています。心は体内の気の流れを調節し、精神的な安定をもたらす役割を担っています。

薬膳では、暑い季節には特に苦味のある食材を取り入れることを推奨しています。

苦味は心の働きをサポートし、内部の熱を冷ましてバランスを取り戻す効果があるとされています。

この時期には、身体を冷やしすぎないように注意しつつ、暑さを和らげる寒涼性の食材を選ぶことが肝心です。

夏に旬を迎える食材、例えばキュウリ、ナス、トマト、スイカなどは、水分を豊富に含み、内側から身体を冷ますのに適しています。

これらは自然の冷却装置として機能し、暑い季節に失われがちな水分と栄養を補います。

しかし、食欲が落ちたり冷たいものを欲したりする傾向にある夏でも、消化器系は温かい状態を保つことで健やかに働くため、冷たい飲食物を過度に摂ることは避けた方がよいでしょう。

このように、夏は心を中心とした身体の管理と、適切な食材の選択が不可欠です。薬膳の知恵を活かして、暑い季節を快適に、そして健やかに過ごしましょう。

夏の薬膳の基本は「心」と「苦味」

夏の時期は五臓では「心」に悪影響が出ます。「心」は心臓の働きに加え、精神面にも深く関係しているため、「なかなか眠れない」「夜中に目が覚めてしまう」など、寝つきが悪くなる傾向にあります。

夏は身体にとって暑さとの戦いとなる季節です。

この時期、中医学では心と小腸の働きがとくに活発になり、体を涼しく保つために「苦味」のある食べ物を摂ることが勧められます。

苦い食べ物は心の働きを助け、体の中の熱を和らげたり、余分な水分を出して体をスッキリさせたりする効果があるとされています。

例えば、ゴーヤやグレープフルーツなどの苦味のある食材を食事に取り入れることで、夏の熱による体の不快感を軽減できます。

■苦味の食材

グレープフルーツ、ゴーヤ、シシトウ、ピーマンなど

夏の邪気は「熱火邪」と「暑邪」

薬膳では、暑い季節には特に「熱火・暑」という邪気に注意を払います。

熱火邪はのぼせやめまい、頭痛の他、睡眠障害を引き起こすこともあります。

暑邪は大量の発汗をさせ、体内の水を消耗します。

このように、夏は暑さで水分のバランスを崩しやすいため、喉の渇きや便秘、濃い尿などの症状が現れることがあります。

体を冷やす効果のある食材を積極的に摂ることが第一となります。

夏は「湿邪」にも注意

梅雨の時期は雨が多く、イネやムギの種まきには恵みの雨となりますが、この湿った環境は体内にも「湿」という邪気を引き起こしやすくなります。

湿邪は消化器系に負担をかけ、だるさや頭の重さ、消化不良、湿疹、ニキビといった症状を引き起こすことがあります。

これらの夏の不調を予防し、改善するためには、体の熱を冷ます効果があるトウガンやゴーヤ、ハトムギなどの食材を取り入れることが有効です。

これらは体内の熱を逃がし、水分代謝を促進します。また、心の機能を支え、精神を安定させる蓮の実や、消化機能を助けるショウガやシソなどの薬味を日々の食事に加えることで、湿気による不快感や夏バテを予防し、夏を快適に過ごす手助けとなるでしょう。

■熱を冷まし水分代謝を上げる食材

キュウリ、トマト、トウガン、ナスオクラなどの夏野菜の他、セロリ、レタス、ヒジキ、ウーロン茶、プーアル茶、緑茶など

水分・塩分補給には酸味＋甘味

夏の暑さのもと、体温上昇を抑えるために身体は自然と汗をかきます。この汗を上手にコントロールするためには、喉の渇きを潤し、水分を補給する「生津作用《しんさよう》」のある酸味と甘味を摂ることも大切です。

さらに、汗とともに失われるのが塩分です。塩分を補うためには、しょっぱい味、五味でいうところの「鹹味《かんみ》」の食べ物も適度に取り入れましょう。

■生津作用＋酸味の食材

梅、ヨーグルト、シークワーサー、梨、マンゴー、トマトなど

■鹹味の食材

昆布、ワカメ、海苔といった海藻類、アワビ、サザエ、シジミなどの貝類の他、鴨肉や豚肉、塩、しょうゆなど

夏の甘味の必要性

夏は、活動的で体質改善には有効な季節ですが、体力（気・血・水）の消耗が激しくなります。滋養・整腸作用のある甘味を意識しましょう。

■滋養・整腸作用＋甘味の食材

白米、黒米、インゲンマメ、黒豆、ナツメ、ひまわりの種、落花生、枝豆、オクラ、トウモロコシ、スズキ、どじょう、トビウオ、牛肉、鶏肉、卵黄、黒ゴマ、蜂蜜、ハトムギ、ナス、レタス、羅漢果など

冷えと発汗には要注意

夏は体を冷やす食材を摂ることが大切といわれますが、体温が36度未満の低体温の方、冷房のダメージで「夏の冷え性」に陥っている方は控えましょう。

また、発汗作用のあるショウガ、トウガラシも夏のメニューとして勧められるシーンが多く見受けられますが、発汗過剰や体温上昇を招くのでこちらもほどほどにしましょう。

水分を摂り過ぎると余計に食欲が落ち体に余分な水分が溜まり、体がだるくなることがあります。

夏はどうしても暑さに気を取られて、冷やす方向、水分を多く摂る方向にばかり意識が向きがちですが、バランスを大切にする薬膳の基本を頭の片隅に置いておいていただけると良いかと思います。

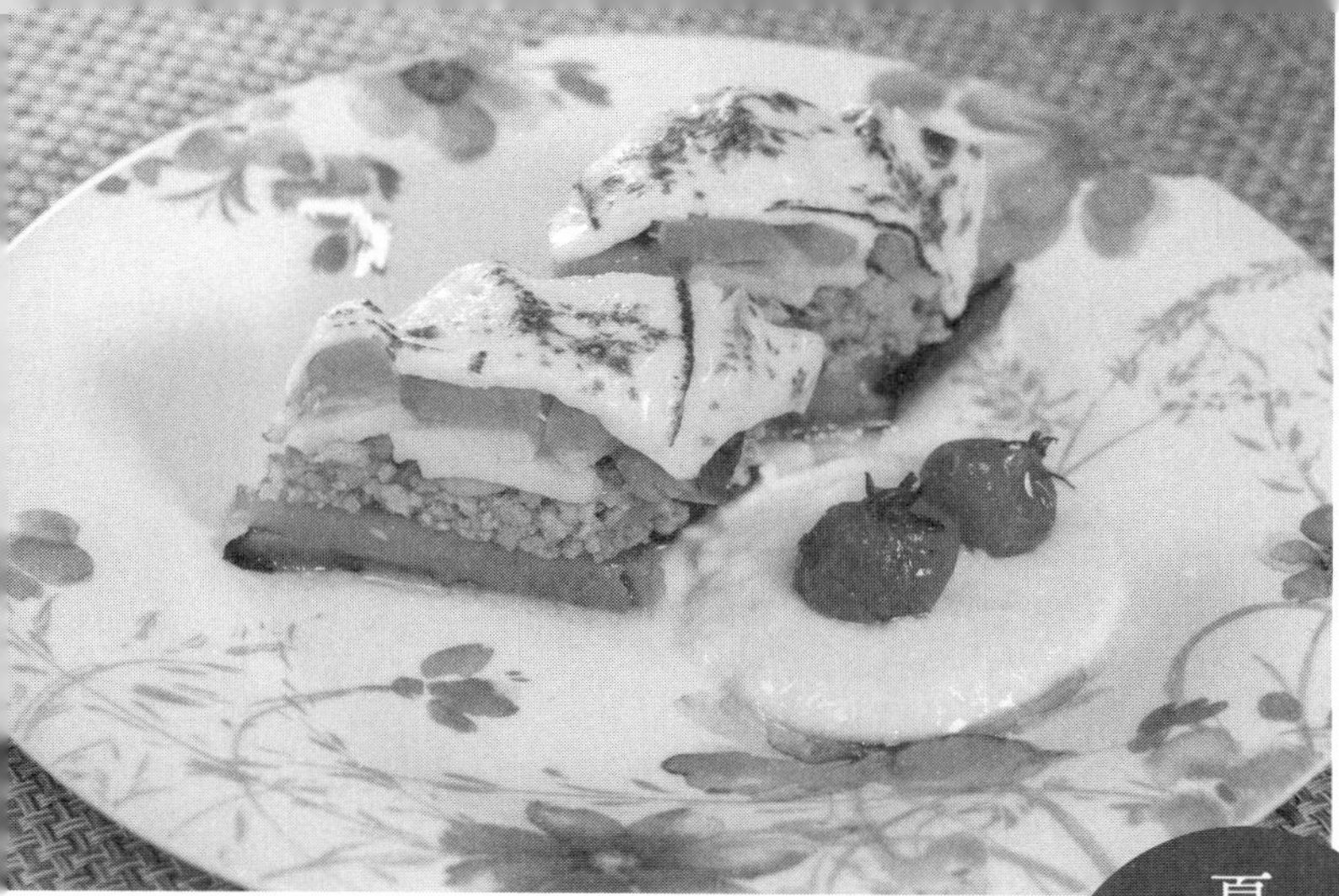

夏の薬膳レシピ 1

鶏ひき肉とカボチャのミルフィーユ

カボチャは、温性かつ甘味の夏野菜なので冷房や冷たい飲み物で冷えた身体を温め、夏バテ気味の際の滋養としてもバッチリです。
鶏肉と重ねてミルフィーユ風に仕上げました。

【材料＝2人分】

鳥ひき肉……80g
カボチャ……1/12個
ナス……1/2個
ジャガイモ……1/2個
タマネギ……1/10個
チーズ……2枚
ショウガ汁……小さじ1/2
しょうゆ……大さじ1/2
料理酒……小さじ1/2
トウバンジャン……小さじ2/3
塩……少々
食べる麹……40g
プレーンヨーグルト……20g
プチトマト……2個

【作り方】

1. 鶏ひき肉はタマネギのみじん切り、ショウガ汁、しょうゆ、料理酒、トウバンジャンと練り合わせておく。
2. カボチャ、ジャガイモは皮ごと蒸す。ナスはスライスし、素揚げして塩をする。
3. カボチャ、ジャガイモは粗熱を取りスライスする。
4. ナス、カボチャ、①、ジャガイモ、カボチャを重ね、チーズをのせて170度のオーブンで15分間焼く。
5. 食べる麹とプレーンヨーグルトを合わせ、揚げたプチトマトを添える。

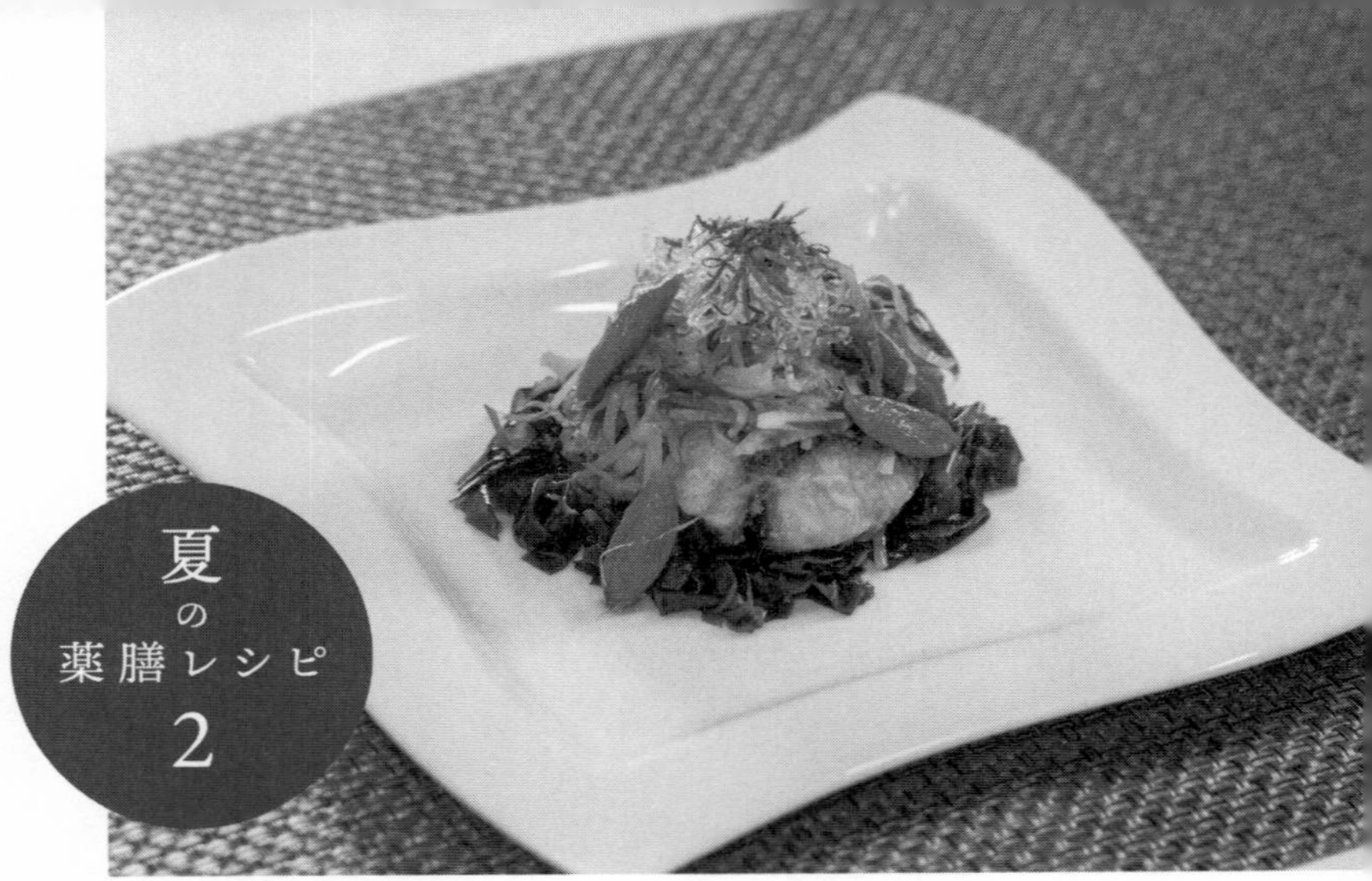

アジのソテーとさっぱり野菜和え

胃腸の冷えを改善する効果のある
アジとお酢を合わせた、
食べやすく夏の疲労を
回復してくれる一品です。

【材料＝2人分】

アジ……1匹
トマト……1/2個
クコの実……適宜
キュウリ……1/2本
オオバ……2枚
ニンジン……5g
乾燥ワカメ……2g
ベニバナ……適宜
小麦粉……適量

〈タマネギソース〉
タマネギ……60g
ニンニク……2g
ショウガ……6g
しょうゆ……大さじ2
オリーブオイル……小さじ1
(穀物)酢……小さじ4
きび砂糖……3g

【作り方】

1. ボールにオリーブオイル、しょうゆ、穀物酢、きび砂糖を混ぜる。
2. ニンニクとタマネギをすりおろし、ショウガをみじん切りにする。それらを①と合わせておく。
3. アジは三枚におろして小麦粉をつけ、フライパンでカリッと焼く。
4. ワカメは水で戻して水気を絞り、皿に敷く。
5. トマト、キュウリ、ニンジンを好みの大きさに切り、アジ、②のソース、刻んだオオバと合わせ盛りつける。
6. 水で戻したクコの実、オオバとベニバナを散らす。

秋の薬膳

秋は「収《しゅう》する季節」、つまり収穫の時期であり、実りの盛んな季節です。

夏から秋へと季節が移り変わるにつれ、私たちの身体もまたその変化に適応していきます。特に夏の間に疲れがちな胃腸は、秋に入ってからも優しくケアを続けることが重要です。

爽やかな秋晴れの下、空気は乾燥しがちです。この乾燥に対応するために、水分のバランスを整えることが特に大切になります。

初秋の残暑の中では、まだ暑さを感じるため、涼をもたらす食材を選ぶことが重要です。そして、秋が深まるにつれて、身体を穏やかに温める温熱性の食べ物を取り入れることで、自然のリズムに合わせた食生活を送ることができるのです。

秋は豊かに食材が実る時期なので、季節の穀物や豆、果物、木の実、魚などを楽しむことで、身体を潤し、冬に向けての体力作りをしましょう。

秋の薬膳の基本は「肺」+「辛味」

秋は過ごしやすい気候になってくる一方で、空気の乾燥に注意が必要になる季節です。乾燥は体内の水分不足を招き、特に五臓では「肺」の健康を害しやすくなります。肺は、呼吸はもちろん、身体の防御システムにも大きく関わる器官であり、乾燥によって咳や痰、のどの痛みといった症状が現れることがあります。

こうした肺の機能をサポートすると考えられているのが、五味でいう「辛味」です。

秋の乾燥は肺に負担をかけるため、辛味のある食材を取り入れることで肺の機能を支え、乾燥から体を守ることができます。

ただし、辛味のある食材は摂り過ぎると逆に体を乾燥させることもあるので、適量を心がけましょう。

■肺をサポートする辛味の食材

ショウガ、ダイコン、トウガラシ、ニラ、ネギなど

秋の邪気：燥邪

秋は乾燥をもたらす「燥邪」の季節です。中医学では、燥邪は、体内の水分を奪う有害な影響のことを指します。

燥邪は秋に最も強く、肌の乾燥、喉の渇き、鼻や口の乾燥などの症状を引き起こすとされています。

燥邪への対策としては、潤いを与える効果のある食材を積極的に摂ると良いでしょう。中医学では、**酸味＋甘味を合わせると潤いが生まれる**と考えられています。

■身体に潤いを与える酸味＋甘味の食材

柿、スダチ、カリン、カボス、梨、ビワ、ブドウ、クルミ、落花生、サケ、ヤマイモなど

気温の変化に合わせて食べるものも調整する

秋も、春と同様に気候が移ろう時期のため、食べるものも気温に合わせて調

整が必要です。

まだ夏の名残がある暑い時期は、「夏の薬膳」で述べたように、身体を冷やす寒涼性の食材や苦味のものを摂り、冬が近づくにつれて身体を冷やさないよう平性のもの、身体を温める温熱性のものを摂るように意識しましょう。

また、寒さを感じるようになったら「収する秋」から「蔵する（蓄える）冬」に備えるため、滋養作用と整腸作用がある「甘味」も大切です。

冬に備えるためには甘味も大事！

薬膳において、「収する秋」は自然界が収穫を迎え、エネルギーを蓄える時期を象徴しています。

この季節には、人間の体も外界の変化に対応して、体内エネルギーを保ち、内臓を養う必要があります。そのために、滋養のある甘味が重要になります。

甘味は、脾と胃の機能を補助し、これらの消化器官は食物を消化吸収し、栄養を全身に供給する基本的な機能を持っています。

中医学では、脾は「後天の源」とも呼ばれ、生命活動に不可欠な気を生み出す役割を果たします。甘味は脾の働きを助け、食欲を刺激し、消化吸収を良くしてエネルギー変換の効率を高めます。

また、甘味には整腸作用もあり、腸の動きを正常化し、適切な水分吸収と排泄を促します。これは冬に向けて体を整え、寒い季節に備えるためには欠かせない機能です。

滋養作用と整腸作用を併せ持つ甘味の食材を取り入れることで、秋の終わりから冬への移行期において、体内のバランスを保ち、健康を支える基盤をしっかりと築くことができるのです。

具体的には、蜂蜜、サツマイモ、ニンジン、栗などの甘味を含む食材が適しています。

これらの食材はエネルギーを補給し、腸の働きを調整する助けとなり、冬の寒さに耐える力を養うのに役立ちます。

秋の終わりにこれらの食材を積極的に取り入れることで、体は「蔵する冬」に向けて内側から強化され、季節の変わり目によく見られる不調から身を守ることが可能となります。

■冬に備えた滋養・整腸の甘味食材

サツマイモ、ジャガイモ、レンコン、シイタケ、シメジ、ニンジン、カツオ、サンマ、サケ、ヤマイモ、大豆、落花生、クルミ、チンゲンサイ、牛肉など

秋は苦味に要注意

夏の味覚である苦味の食べ物には水分や湿気を体外に排出する効果があります。まだ暑い初秋には良いのですが、気温が下がり始める秋後半には、乾燥を促進する恐れがあるため控えるのがベターです。

苦味は体を冷やす性質も持っているため、寒さを感じ始めたら苦味の食べものは避けた方が良いでしょう。

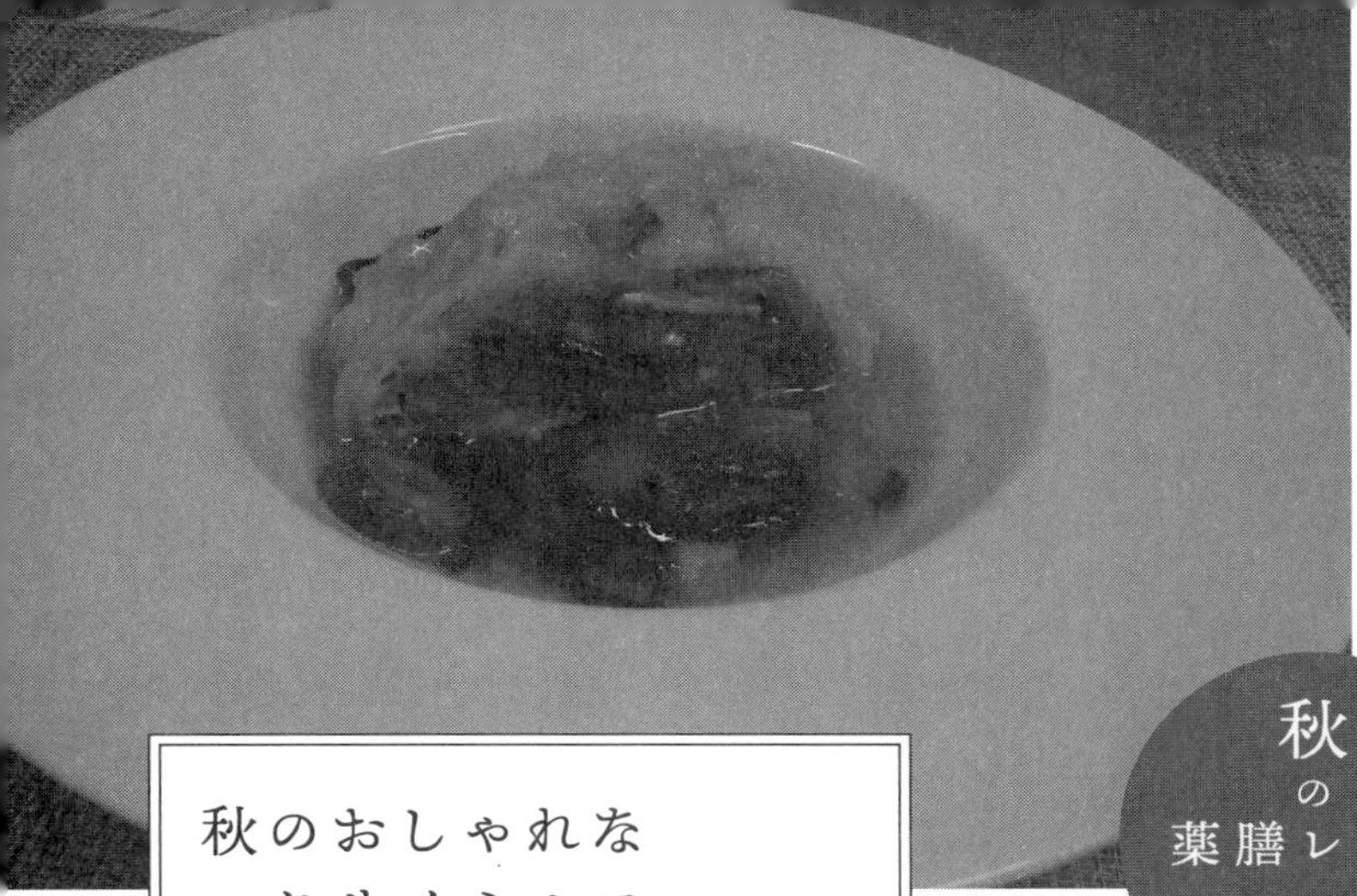

秋の薬膳レシピ 1

秋のおしゃれなハクサイミルフィーユ

白菜は胃腸を整えビタミンCや食物繊維が豊富で風邪予防にも有効です。
免疫効果のあるマイタケ、滋養強壮のあるナツメを加え、
片栗粉でとろみをつけたため、秋の乾燥対策になる一品です。

【材料＝2人分】

ハクサイ……1/4カット(4～5枚)

A
- 豚ひき肉……100g
- おからパウダー……大さじ1
- 小麦粉……少々
- ショウガ……1片
- 卵……1個

タマネギ……1/2個
オリーブオイル……小さじ1
シイタケ……2個

B
- マイタケ……1/2房
- ニンジン……1/3本
- 黒キクラゲ……3g
- ナツメ……小2個
- 水……500ml
- チキンスープの素……小さじ1～1.5

塩コショウ……適量
片栗粉……大さじ1
サンザシ……小さじ1

【作り方】

1. ハクサイを軽く茹で、しんなりしたら取り出し、水で冷やし、水気をふき取る。
2. タマネギをみじん切りにし、フライパンにオリーブオイルを敷いて炒める。
3. Aと②のタマネギをボールに入れ混ぜ合わせ、塩コショウを加える。
4. シイタケは千切りにしておく。
5. 白菜、③の豚ひき肉、シイタケを順に重ね、皿にのせ、蒸し器で15分ほど蒸す。
6. Bの材料を小口切りする。
7. 鍋に⑥の材料と水、チキンスープの素、棗を入れ、ニンジンが柔らかくなるまで煮、塩で味を調え最後に片栗粉でとろみをつける。
8. ⑤を5cmの長さに切り分け皿に盛りつけ、周りに⑦のあんをかける。

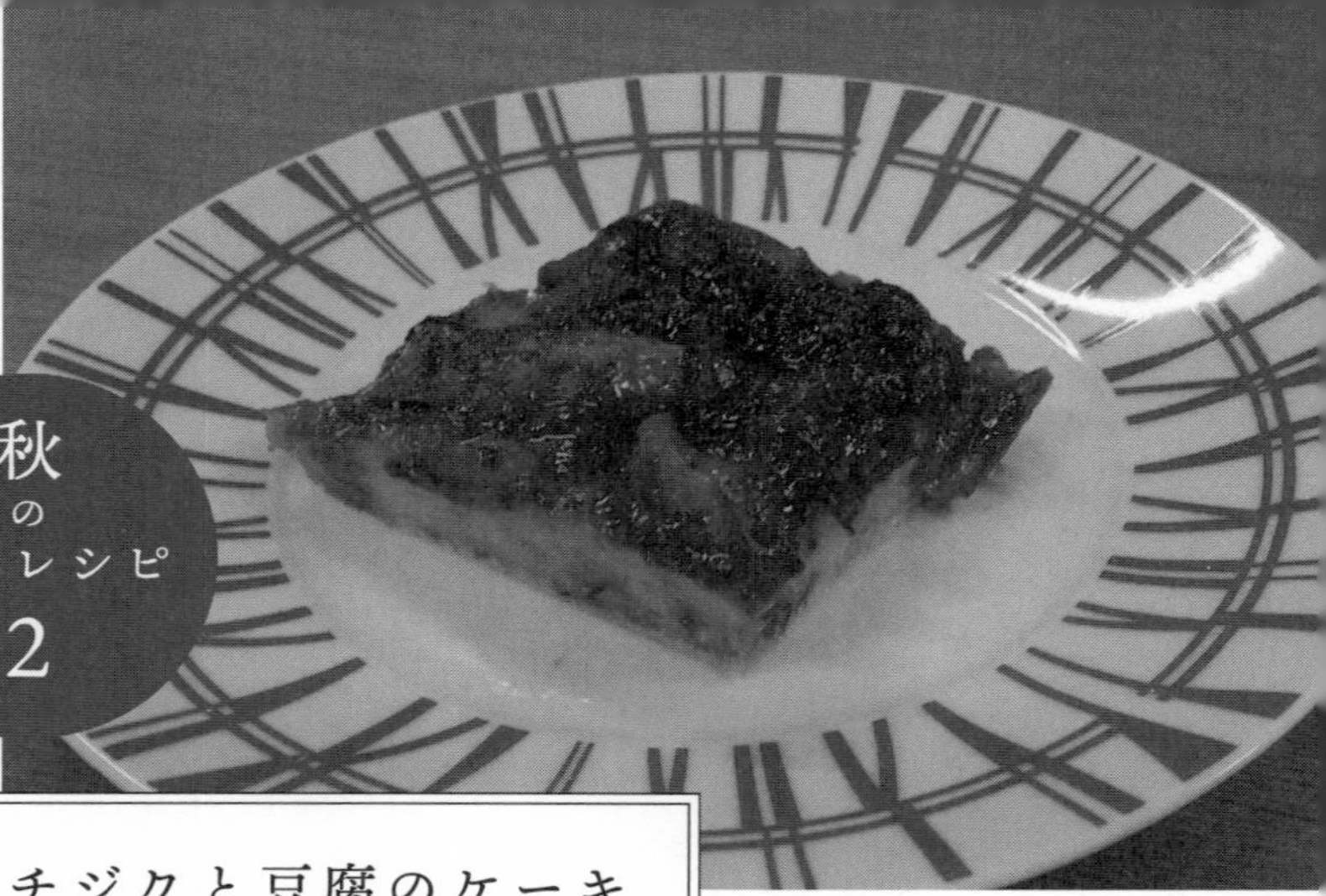

秋の薬膳レシピ 2

イチジクと豆腐のケーキ

10月はまだ旬の無花果が出回っています。
無花果は身体を潤し、粘膜や口の渇きを改善し食物繊維が多いため便秘にも有効です。
無花果多糖が免疫力アップに効果があります。
乾燥予防に、身体を潤す豆腐を使った「イチジクと豆腐のケーキ」です。

【材料＝6人分】

A
- 絹ごし豆腐……150g
- 薄力粉……90g
- アーモンドプードル……25g
- おからパウダー……10g
- ベーキングパウダー……小さじ2
- 塩……少々

サラダ油……60cc
卵……1個
三温糖……30g
クルミ……40g
イチジク……3〜4個
イチジクジャム……100g(大さじ5)
(イチジクジャムがない場合はハチミツでも可)

【作り方】

1. バット(容器)にオーブンシートを敷く。オーブンを170℃に予熱開始する。
2. クルミは細かくして乾煎りする。
3. イチジクを洗い、皮は剥かずに6等分(くし形)に切る。
4. Aをボウルに入れ混ぜ合わせる。
5. 豆腐を別のボウルに入れ、泡だて器で滑らかな状態になるまで混ぜる。三温糖、溶き卵の順に少しずつ加え、なじむまで混ぜる。油を少しずつ加えて混ぜる。
6. ⑤に④を少しずつふるい入れ、クルミを入れ、さっくり混ぜる。
7. バット(容器)に6を流し入れ、上にイチジクを並べる。イチジクの間にイチジクジャムをかける。
8. 170度のオーブンで40分ほど焼く。

冬の薬膳

「冬は蔵《ぞう》する季節」といわれ、厳しい寒さが身体に及ぼす影響に対処する季節です。

春に向けて陰が極まる冬は一年で最も養生をするのに最も良い季節とされ、この時期の養生は体質の増強や抵抗力の向上にも繋がります。これを、薬膳の世界では「冬季進補」といいます。

冬の薬膳では特に身体を内側から温める食材が重宝されます。

この時期、人間の身体は外の寒さに反応して血行が悪くなりやすく、冬眠する動物たちのようにエネルギーを蓄えて身を守る傾向にあります。

ニラ、ネギやカブは、身体を温めるのに最適です。

海の幸であるブリやエビは、高タンパクな上、鍋物や煮込み料理にすることで、更に身体を温める効果を発揮します。

また、トウガラシ、コショウ、ニンニクといったスパイスや調味料は、身体を内側から温める作用があるため、これらを食事に加えることで寒い冬でも身体を活発に保つことができます。

秋から引き継がれる乾燥に対処することも重要です。この時期には、秋と同様、**体内の水分を保持し、乾燥から保護する「酸味と甘味」を組み合わせた生津作用のある食材**も摂りましょう。

冬の薬膳の基本は「腎」+「鹹味」

薬膳における冬の食養生では、「腎」の機能をサポートする食材が重要とされます。

冬は、中医学において生命力の根源である「腎精」(人体の基本的な生命活動に関わる重要なエネルギー源)を養うのに適した時期です。

寒い季節は腎の働きに影響を及ぼし、腰痛や膝の痛み、生理不順、冷え症、白髪、下痢、頻尿などの症状が出やすくなります。

これらの不調を改善するためには、身体を温め「腎」の機能を強化することが冬の食養生のキーポイントとなります。

特に、「鹹味」が腎機能を助けるとされるため、塩味の食材を適切に取り入れることが冬の薬膳の基本とされます。

塩は精製塩ではなく岩塩や海水塩など自然な塩を使った方がいいでしょう。

■腎を補う鹹味食材
栗、豚肉、ウニ、エビ、アワビ、ホタテ、サザエ、ムール貝など

冬の邪気：寒邪

冬は、陰性が頂点に達し、「寒邪」が身体に入りやすい季節です。この寒邪が体内に停滞すると、寒気や手足、腹部、腰部の冷え、筋肉のこわばりといった現象が起こります。

これは全身を巡る気血の流れが滞ることによるもので、集中力の低下、イライラ、倦怠感など心身のさまざまな不調を引き起こしやすくします。

このような冷えと停滞に対抗するために、冬の薬膳では体内の陽性を高め、身体を温める辛味が重要です。

辛味のある食材は体温を上昇させ、気血の流れを促進する効果があるため、冬の寒さによる不調を和らげるのに役立ちます。

こうした食材を日々の食生活に取り入れることで、厳しい寒さを乗り越え、春から陽の力を受けて生き生きと活動するためにも冬の間に身体の調子を整えましょう。

■身体を温める辛味の食材

ショウガ、ニンニク、ネギ、ニラなど

冬の滋養は甘味で摂る

季節の変わり目には、外気温の低下に伴い、身体がエネルギー（気血）を消耗しやすくなります。

気血を養うためには、栄養価の高い甘味の食材を選ぶことが重要です。

根菜や滋養強壮効果のある食材を取り入れることで、冬の厳しい寒さに耐え、健康を維持する助けになります。

■滋養作用のある甘味の食材

ヤマイモ、もち米、羊肉、エビなど

鹹味の摂り方

鹹味の食材は腎の機能を支える助けとなりますが、寒涼性を持つものが多いため（カニ、シジミなど）、摂り過ぎに注意し、バランスを考えて温熱性や辛味の食材と一緒に食べると良いでしょう。

冬に控えたい五味――苦味・酸味

苦味は身体を冷やす性質があるため、冬の寒い時期の摂取は控えめにするほうが良いでしょう。

酸味もまた、身体を引き締める収れん作用によって身体を硬く縮こまらせてしまうので、摂り過ぎないように注意が必要です。

酸味のものを食べる際は、硬いものをほぐす力のある鹹味のものなど、他の味とバランスよく組み合わせることを意識しましょう。

年末年始のごちそう疲れは汁物やお粥で癒す

年末年始にはどうしても脂っこいごちそうを食べたりお酒を飲んだりとごちそう三昧になってしまうことがあります。

そうした食べ過ぎや飲み過ぎは、胃腸にかなりの負担がかかりますが、薬膳は「胃腸を守り丈夫にすること」を重視しています。

ごちそうが続いて胃腸が疲れているなと感じたら、スープやポタージュ、お粥で身体を労りましょう。身体を温める効果もあり、一石二鳥です。

師走の慌ただしい時期こそ、自分の身体の声に耳を傾けることを忘れないようにして下さい。

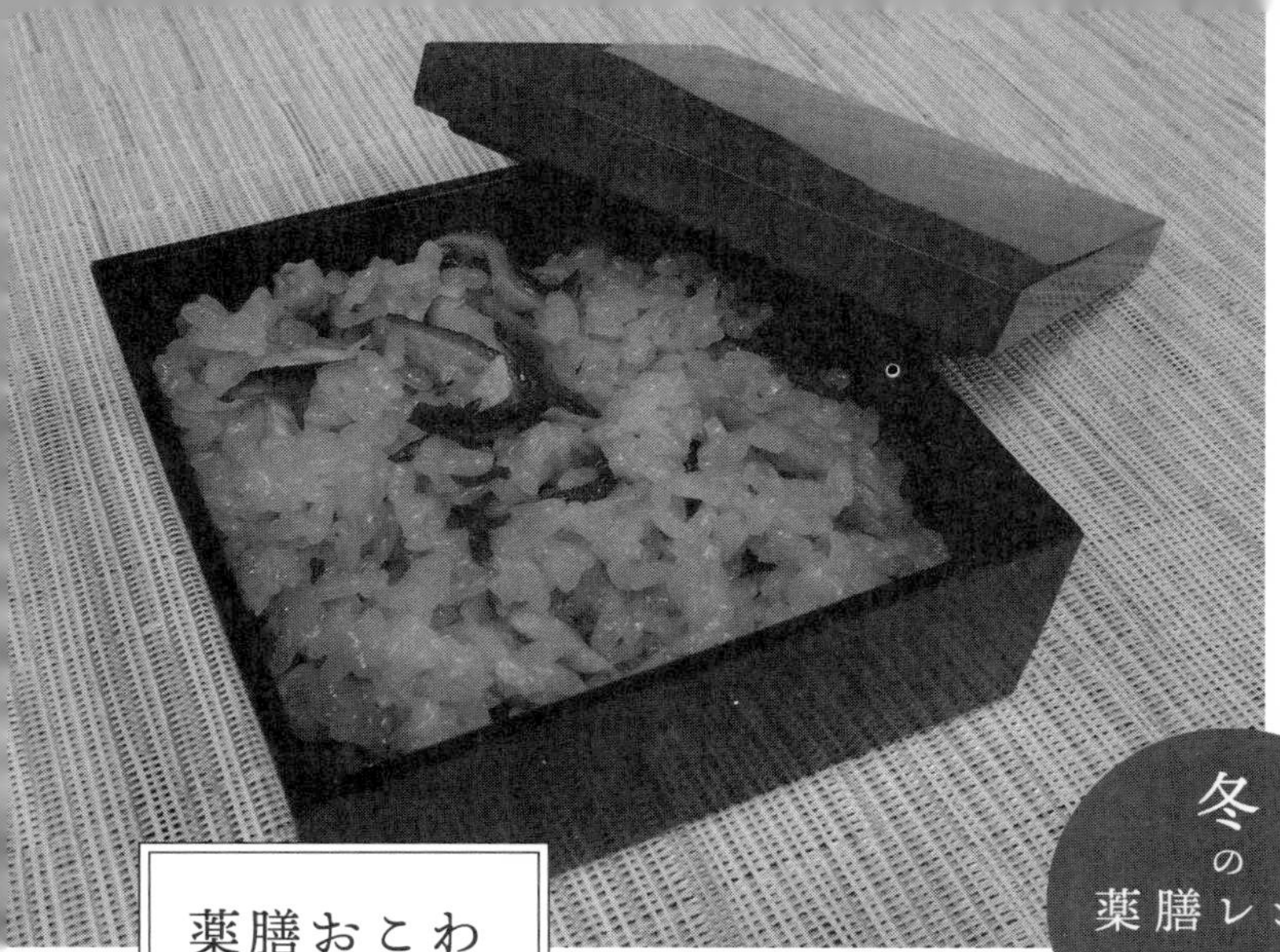

冬
の
薬膳レシピ
1

薬膳おこわ

11月6日頃に立冬を迎え冬に入ります。
冷たい風が吹き始め、身体が乾燥する時期です。
冬に向け、気を補う補気のもち米を使った「簡単薬膳おこわ」です。

【材料＝4〜5人分】

もち米……2カップ
落花生……50g

A
ゴマ油……大さじ1
しょうゆ……大さじ1
スープ……1.5カップ
(鶏ガラスープの素……小さじ1)
豚肉(ロース)……130g
ネギ……1本
干しシイタケ……中6枚(20g)
黒キクラゲ(乾燥)……5g

B
サラダ油……大さじ2
しょうゆ……大さじ2
塩コショウ……少々
酒……大さじ1/2

【作り方】

1. もち米はといで2時間ぐらい水に浸けてから水気を切っておく。落花生は熱湯に入れてやわらかく茹で、水気を切る。干しシイタケと黒キクラゲは水で戻しておく。

2. もち米をゴマ油で軽く炒め、落花生、スープ、しょうゆを加え、水分がなくなるまで炒める。

3. 豚肉はスライスし酒をふる。干しシイタケと黒きくらげを1㎝幅に切る。ネギは小口切りにする。

4. フライパンにサラダ油を入れ、豚肉、干しシイタケ、黒キクラゲを炒め、酒、ネギ、しょうゆを加えて味をなじませ、最後に塩・コショウを入れ味を調える。

5. ②と④を混ぜ、ぬれ布巾を敷いた蒸し器で強火で沸騰してから20分ほど蒸す。(蒸す時、ざるにぬれ布巾をかけ、その上に混ぜ合わせたもち米を入れて蒸すとよい)

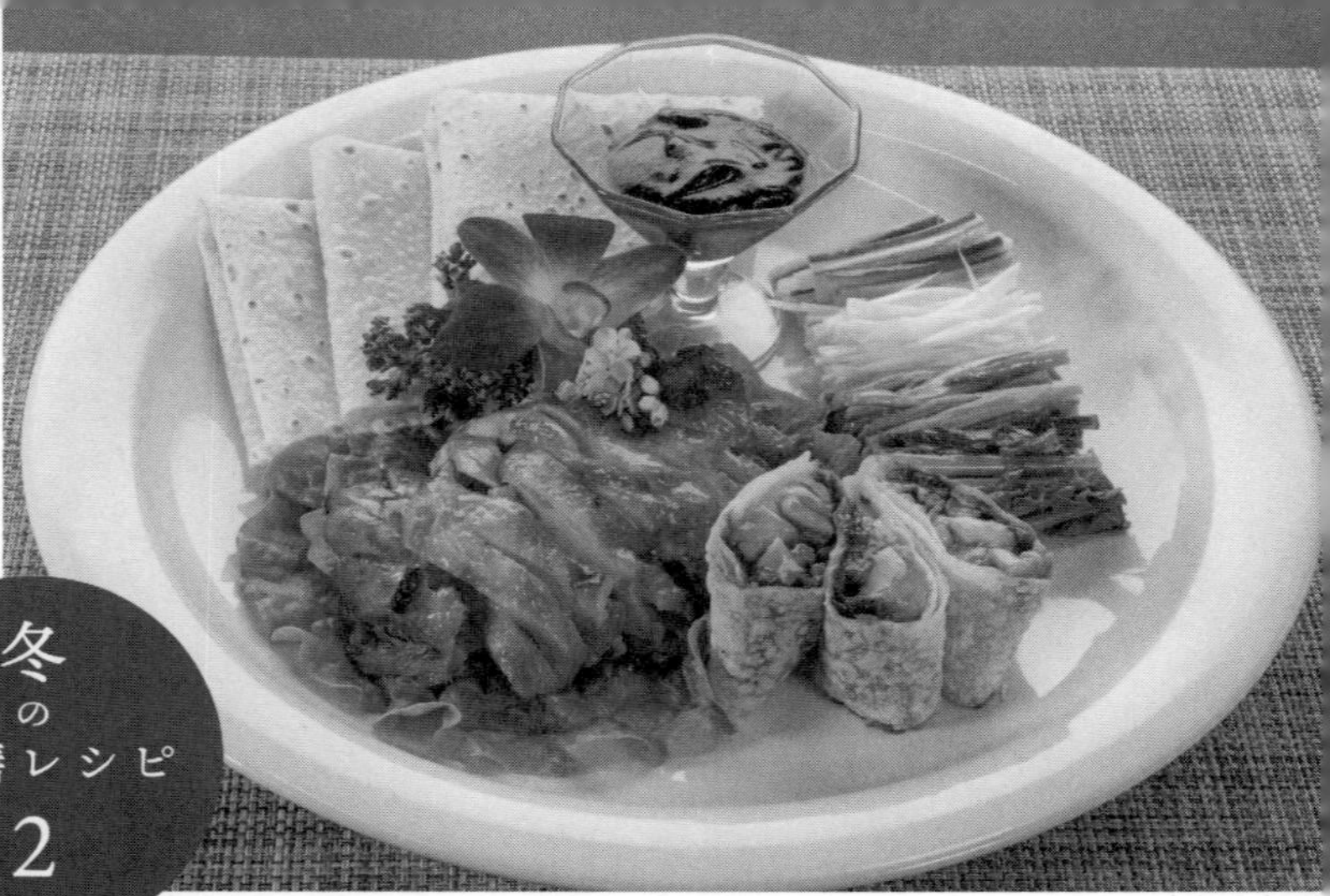

冬の薬膳レシピ 2

簡単北京ダック風
鶏モモソテー

忙しい師走を乗り切るスタミナメニューです。
北京ダックはアヒルですが、今回は鶏肉です。
野菜もたっぷりの、
見た目も栄養価もリッチな一皿。

【材料＝2人分】

鶏モモ肉……1枚
しょうゆ……大さじ1
みりん……大さじ1
白ネギ……1本
ナバナ……1束
キュウリ……1/2本
ギョーザの皮(大判)……10枚ほど
金針菜……5g(なくても可)

A
- みそ……大さじ1
- テンメンジャン……大さじ1
- 蜂蜜……小さじ2
- みりん……小さじ2
- シナモンパウダー……少量

【作り方】

1. Aを混ぜ合わせ、火にかけ、タレを作る。
2. 鶏モモ肉は内側に切り目を入れ、しょうゆとみりんで1～2時間ほど漬ける。
3. 白ネギ、キュウリは5cmの細切りにする。ナバナは軽く茹でてから、水にさらし、水気を切って5cm幅に切る。
4. 金針菜は水に漬けてやわらかくし、5cm幅に切り、さっとオリーブオイルで炒める。
5. フライパンを熱し、ギョーザの皮を両面焼く。
6. フライパンに②の鶏もも肉の皮目を下にして、押さえつけながら中火で7分ほど焼く。 皮がパリッとしてきたらひっくり返し、中に火が通るまで焼く。
7. ⑥を1cm幅に切り、③④⑤と一緒にお皿に盛りつけ、①を添える

四季の飲み物～食材組み合わせレシピ～

薬膳というと食べるものにばかり意識が向きがちですが、季節に合わせて、飲むものにも意識を向けましょう。

ここでは、四季の気候や身体に合わせた美味しいドリンクのレシピをご紹介します。

といっても、薬膳の考え方はシンプル。

①ベースのお茶＋②ベースの食材＋③トッピング食材の一覧の中からお好みのものを選び、お好みの割合で組み合わせるだけですので、お気軽にお試し下さい。

■春・夏向けドリンク

熱さ、ほてり、口の渇き、ニキビ、口内炎、イライラなどを抑えてくれる寒涼性の食材の組み合わせです。

①ベースのお茶〈緑茶／ジャスミン茶／ハトムギ茶／トウモロコシのひげ茶〉
＋
②ベースの食材〈牛乳(冷)〉
＋
③トッピング〈菊花、薄荷、ユズ、葛、抹茶、マンゴー〉

■秋・冬向けドリンク

冷え、寒がり、低体温、元気不足、肩こり、血行不良な方にオススメの身体を温める食材を選びました。

①ベースのお茶〈紅茶／プーアル茶／杜仲茶〉
＋
②ベースの食材〈甘酒〉
＋

③トッピング〈ローズ／ベニバナ／黒糖／ショウガ／サンザシ／陳皮／アンズ／朝鮮ニンジン／シナモン／ナツメ／クルミ／松の実〉

■通年向けドリンク

年間を通じて飲める、滋養作用のある食材を組み合わせました。

①ベースのお茶〈ウーロン茶／ワイン／麦茶（冷やすと夏向き）〉
＋
②ベースの食材〈豆乳／牛乳（温）／ヨーグルト〉
＋
③トッピング〈クコの実／黒豆／レーズン／ナツメ／白ゴマ／黒ゴマ／白キクラゲ／蜂蜜／イチジク／カモミール／きなこ／パイナップル、アーモンド〉

C O L U M N

だしから始める食養生

●

和食は、薬膳でいう五味に加え、だしの味が特徴的な料理です。

さらに、だしの味のおかげで塩分を控えることができ、食養生の理念にも合っています。

だしを利用した料理は味わい深く、だしで季節の食材を煮て少し味つけをするだけでも立派な一品になります。

粉末やパックのものも多く売られていますが、添加物が入っているものも多く、やはり自分で取るだしが格別です。

難しいものではありませんので、ぜひ作り置きしてみて下さい。

二番だしでも充分に旨味があります。

〈一番だしの取り方〉

【材料】

水２Lに対してだし昆布·花かつお各40g、差し水200cc（水に対して約１割）

【手順】

①昆布の表面を拭き、水を鍋に入れます。昆布と花かつおが水分を吸収するため、差し水も加えます。

②だし昆布を入れて弱火にかけ、60度の温度を保ちながら約1時間煮ます。

③昆布を引き上げ、強火で沸騰させます。花かつおを雪が降るように散らしながら入れ、混ぜないように注意します。心の中で十数えたら、火を止め、あくを取り、静かにペーパータオルで漉します。

〈二番だしの取り方〉

一番だしの出し殻を鍋に入れ、水2Lを加え、沸騰させます。

ぐつぐつ煮た後、花かつお10g～を追加し、こします。

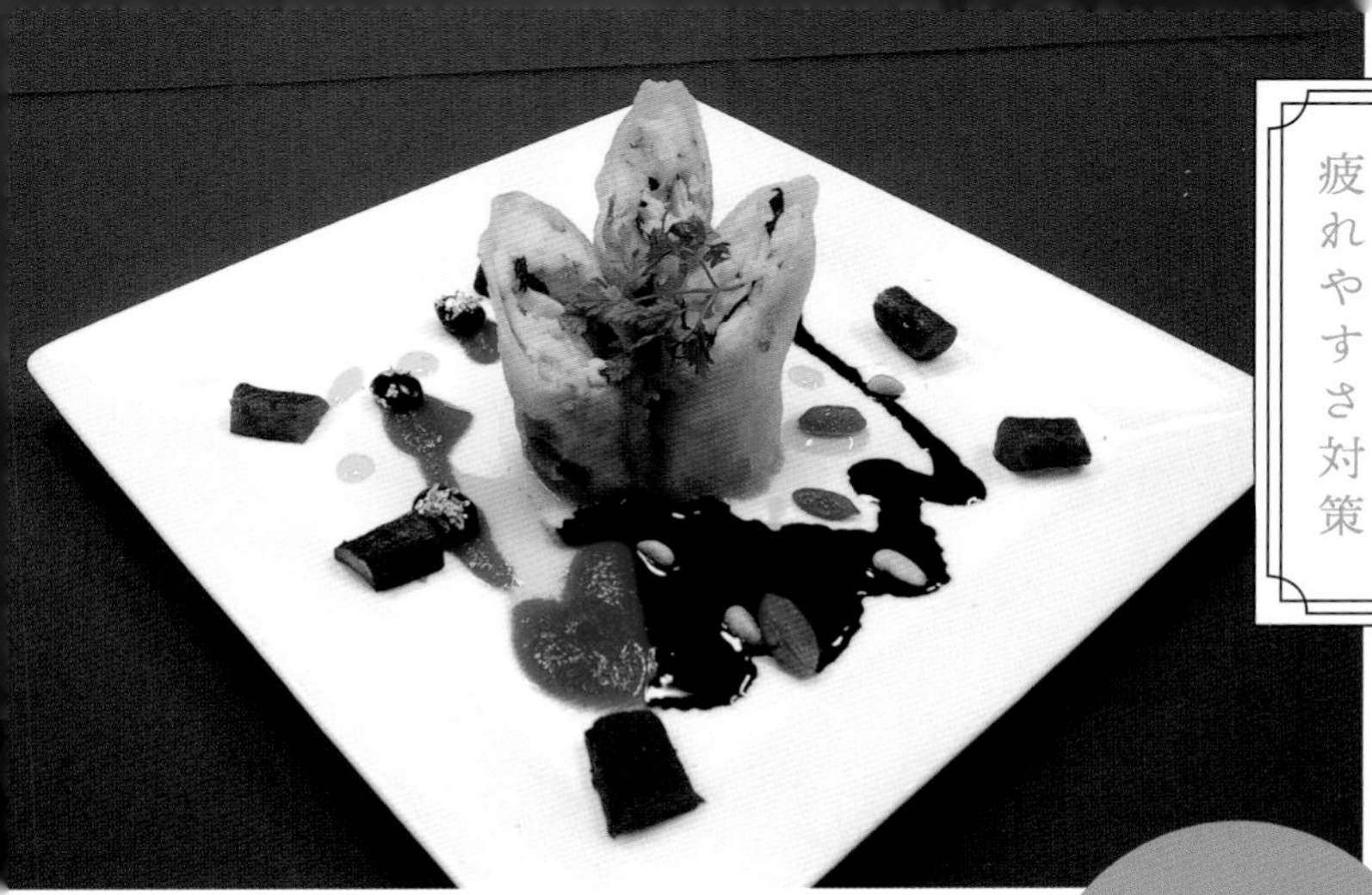

体質別の薬膳
疲れやすさ対策

おいしく
食べて
気と血を補う

エビとタラの春巻き包み

気と血を増やすエビ、タラをおしゃれな春巻きにしました。
黒ゴマとトマトの2種類のソースで、見た目にも楽しい一品です。

【材料＝2人分】

タラ……80g
塩麹……適量
エビ……40g
塩コショウ……少々
片栗粉……少々
春巻きの皮……2枚
大葉……2枚
オリーブオイル……60cc
黒ゴマペースト……50cc
市販のトマトソース……50cc
ゴボウ……24g
黒豆・松の実・クコの実……適量
オリーブオイル……10cc
香草……適量

【作り方】

1. タラを棒状に切り、塩麹に絡めておく。エビは皮を剥き、背ワタを取り、水で洗い、水分を取る。まな板にエビを置き、包丁で軽くたたく。塩コショウを加え、更にたたいて海老と馴染ませる（エビの食感が残るぐらいにする）。
2. 春巻きの皮の中央よりやや手前にタラを置き、大葉を敷き、エビのたたきをその上にのせて、空気が入らないように巻き上げる（とじ代には水溶き片栗粉をつける）。
3. フライパンにオリーブオイルを熱し、②の両面をカリッと焼く。余熱で火を入れる。
4. 黒ゴマペーストを少量のオリーブオイルで伸ばす。
5. 春巻きを切り、お皿の中央に並べ、④の黒ゴマソースとトマトソースを敷き、周りに蒸したゴボウ、黒豆、クコの実、松の実を散らす。
6. オリーブオイルを回しかけ、春巻きに香草をのせる。

体質別の薬膳
疲れやすさ対策

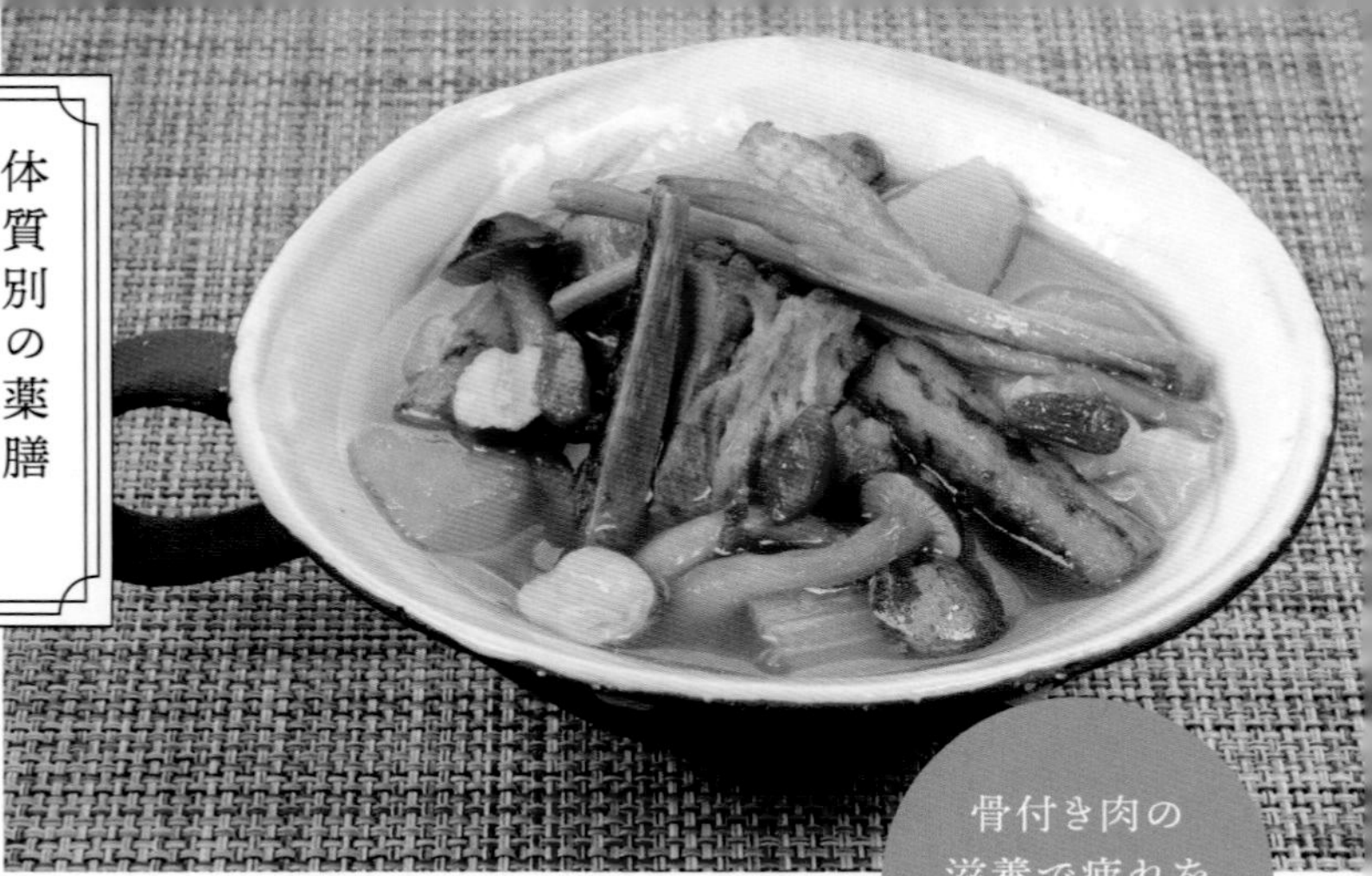

骨付き肉の
滋養で疲れを
吹き飛ばそう

滋養強壮スープ

豚肉は疲労回復、健康維持の代表的な食材。
滋養とうま味の詰まった骨付き肉とたっぷりの野菜を煮込んだスープです。

【材料＝2人分】

豚スペアリブ……250g
タマネギ……80g
ニンジン……30g
ゴボウ……30g
本シメジ……20g
ダイコン……80g
金針菜……20g
ハスの実……10g
ジャガイモ……30g
白キクラゲ……3g
セロリ……20g
ショウガ……15g
塩コショウ……適量
水……600cc
料理酒……80cc
固形コンソメ……7g
クコの実……6個
八角……適量
白ネギの青い部分……適量

【作り方】

1. 豚スペアリブは塩こしょうをして、フライパンで焼き色をつける。
2. タマネギ、ニンジン、ダイコン、ジャガイモ、セロリは乱切り、ゴボウは筒切りにする。
3. 金針菜、白キクラゲ、クコの実は、それぞれ水で戻す。
4. 本シメジはほぐし、ショウガは皮つきのままスライスする。
5. 圧力鍋に豚スペアリブを並べ、タマネギ、ニンジン、ダイコン、ジャガイ モ、セロリ、ゴボウ、金針菜、白キクラゲ、本シメジ、ショウガ、ハスの実、八角、白ネギの青い部分を入れる。
6. ⑤に水、料理酒、固形コンソメを入れて火にかける。
7. 沸騰したらふたをして、圧がかかったら弱火で20分煮込む。
8. 圧が落ちてからふたを取り、塩コショウで調味する。
9. 白ネギの青い部分、ショウガ、八角 を取り出し、残りを器に取り分け、クコの実を散らす。

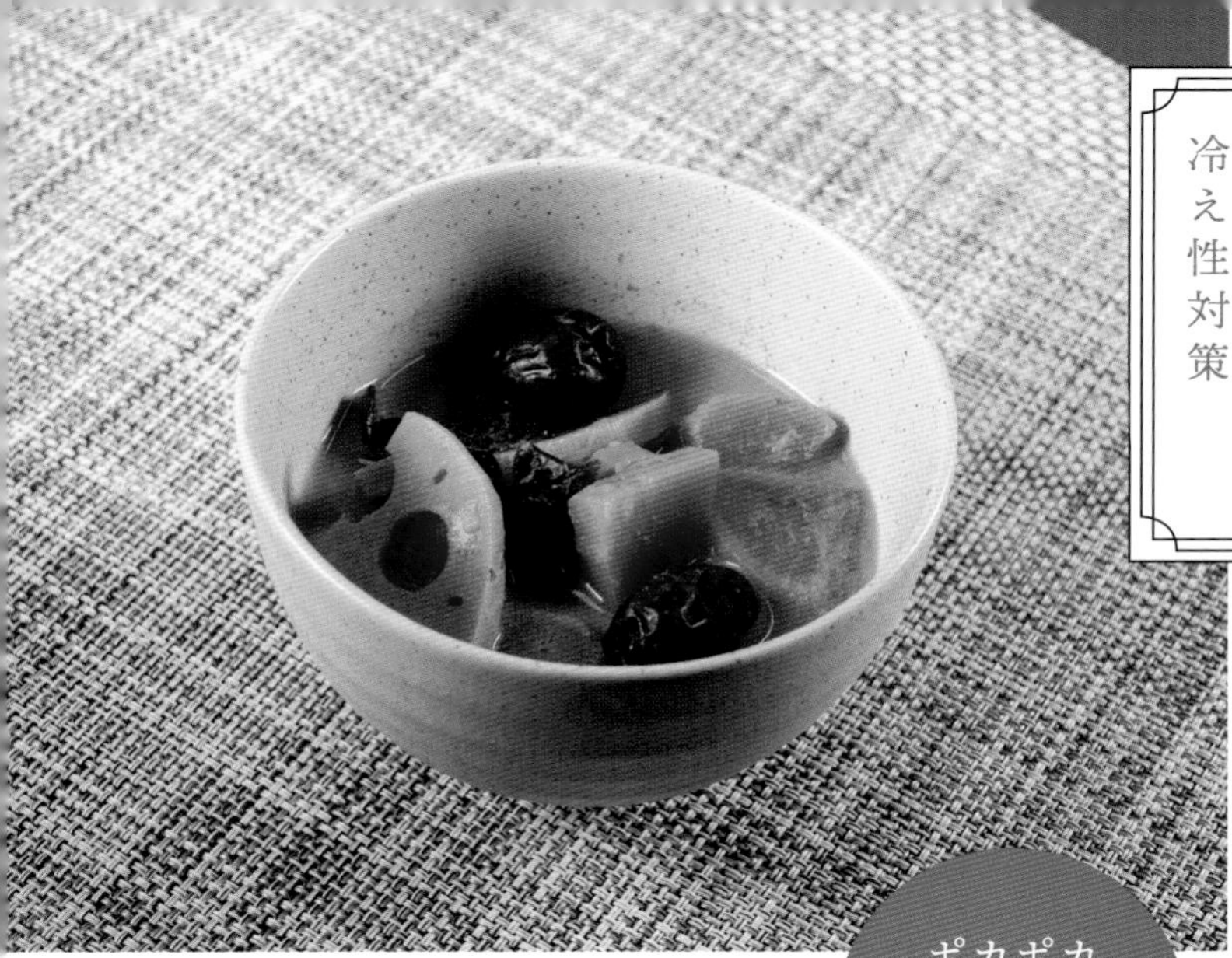

ポカポカ
血行改善
スープ

根野菜の酒かす汁

ゴボウ、レンコンなどたっぷりの根菜が主役の体をあたためる酒かす汁。
体を温め、血の巡りを改善してくれます。

【材料＝4人分】

ゴボウ……80g
レンコン……100g
ダイコン……200g
ニンジン……100g
黒キクラゲ……5g
ナツメ……適量
酒かす……70g
合わせみそ……大さじ1
クルミの粉末……5g
だし……5カップ
オリーブオイル……小さじ1
水……少量

【作り方】

1. ゴボウを1cm幅に切り、水に浸す。
2. 他の野菜もすべてゴボウの大きさにそろえて切る。
3. 黒キクラゲは水で戻し、5mm幅に切る。
4. 鍋にオリーブオイル、ゴボウ、レンコン、ニンジンを入れ、少量の水を加えて炒め蒸しにする。
5. ④の材料が少しやわらかくなったら、ダイコン、だし汁を加え、中火で15分ほど煮る。
6. ⑤に合わせみそ、酒かす、黒キクラゲ、ナツメ、クルミの粉末を加え、弱火で５分ほど煮る。

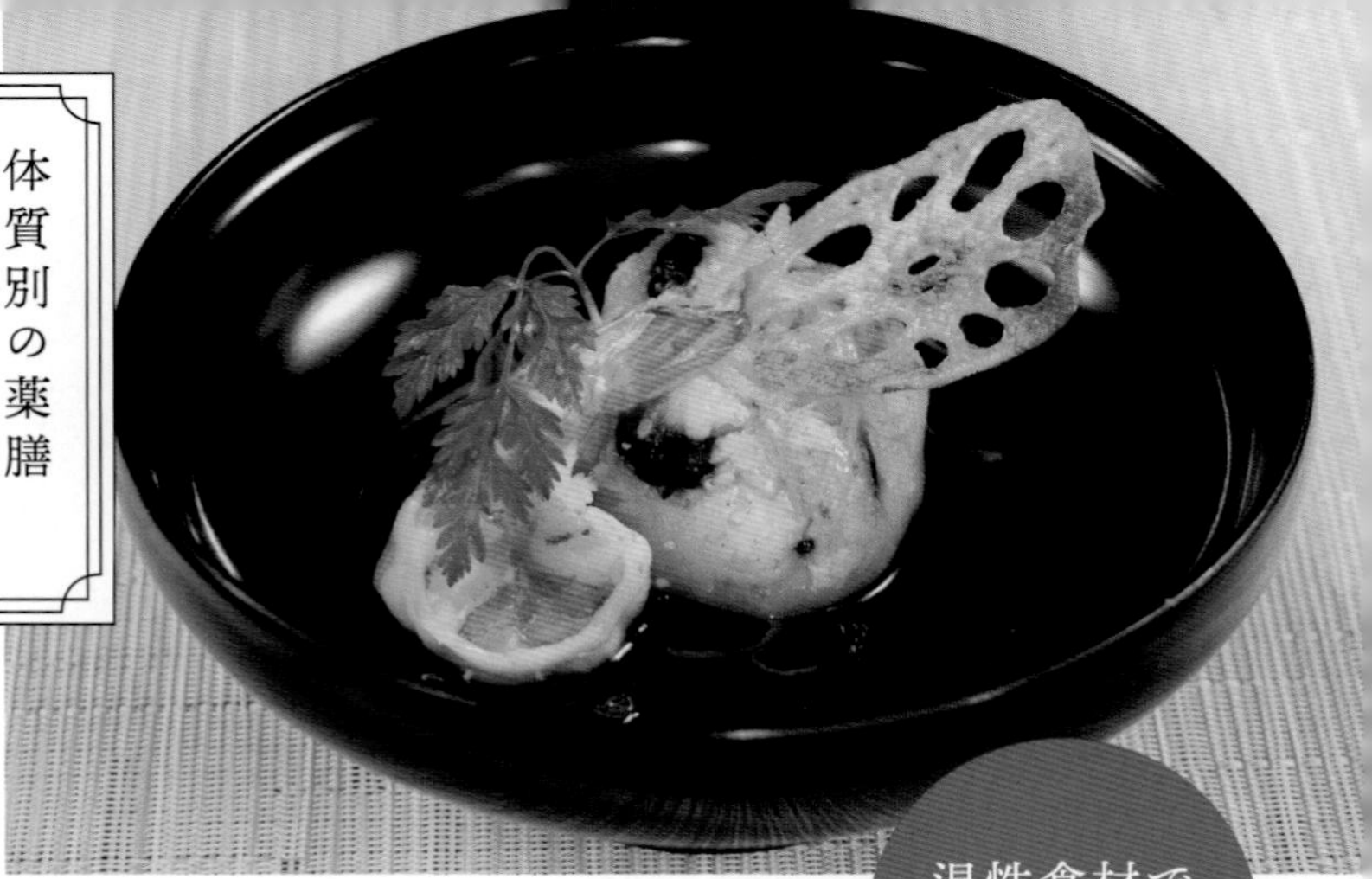

温性食材で
冷えを撃退！

エビと
レンコンまんじゅうの
茶巾蒸し

冷えを取る食材のエビに、
熱を加えても栄養を損なわず、
血の巡り、消化を促すレンコンは、
おろし汁にも体を温める作用があります。
見た目も華やかで、
お祝いの席にもピッタリです。

【材料＝2人分】

レンコン……100g
長イモ……35g
エビ……30g
エビ……2尾（飾り用）
黒豆……15g
白ゴマ……3g
しょうゆ……少量
片栗粉……20g
和風だし……100cc
薄口しょうゆ、料理酒、塩、くず粉、
ユズ、レンコンチップ……各適量

【作り方】

1. レンコン、長イモ2/3をすりおろす。
2. 残りのレンコン、長イモは小さくさいの目に切り、レンコンのみ、ゆでる。
3. エビは殻をむき、背ワタを取ってさっと湯通しした後、さいの目に切る。飾り用のエビはゆでる。
4. ユズの皮を千切りにする。
5. ①を団子にできる硬さになるまでこねながら片栗粉を入れる。
6. ⑤に煮た黒豆、③のさいの目に切ったエビ、②のレンコンと長イモを入れ、白ゴマ、しょうゆを加える。
7. ⑥をラップで茶巾絞りにし、12分ほど蒸す。
8. 和風だしに薄口しょうゆ、料理酒、塩を入れ、くず粉でつなぎ、④を入れる。
9. 器に茶巾、⑧のユズくずあんを入れ、飾り用のエビとレンコンチップを添える。

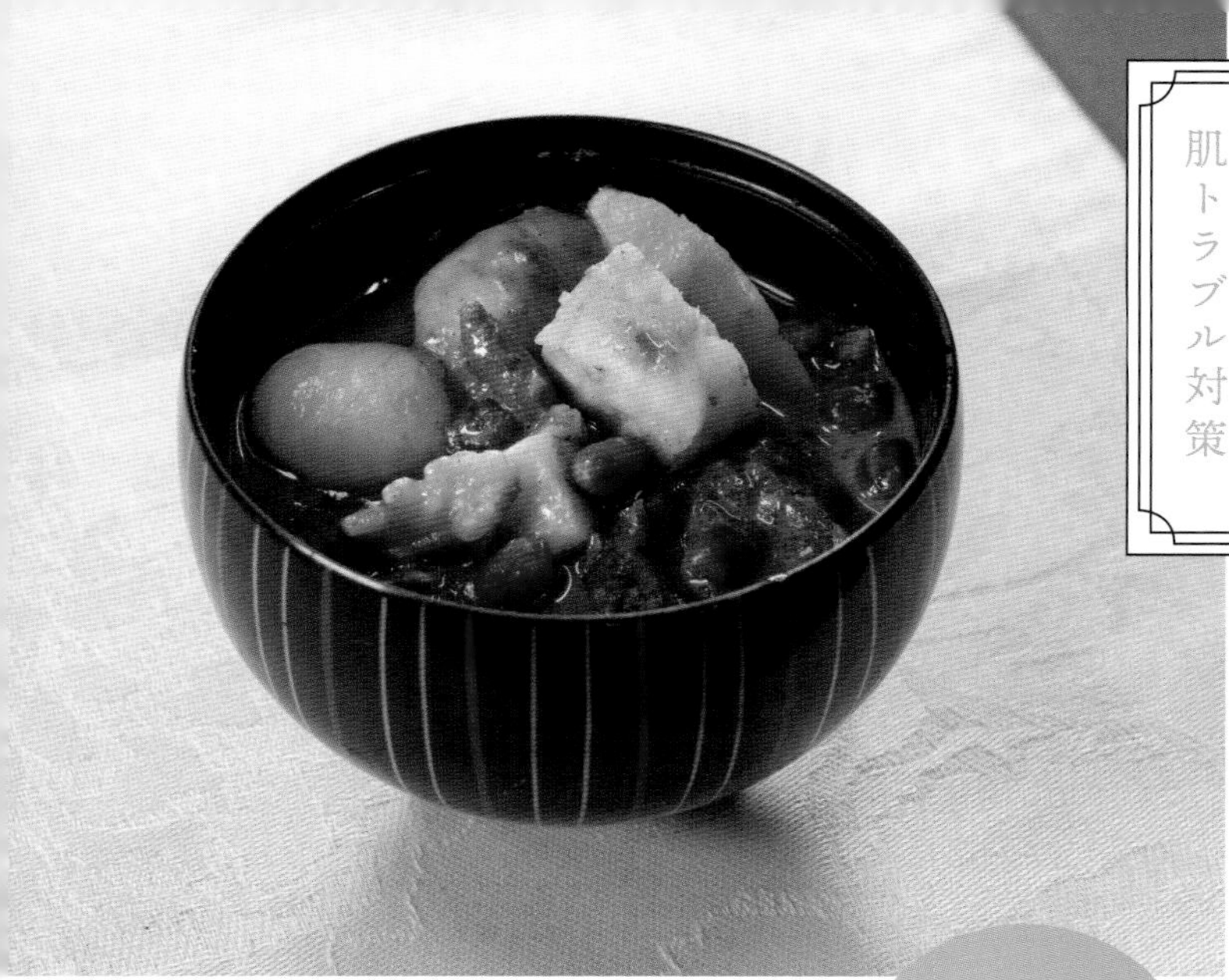

黒ゴマの薬膳ぜんざい

美肌を作る
和の
薬膳スイーツ

抗酸化作用が高く、「不老長寿の食べ物」とされ、
美肌効果のある黒ゴマをスイーツとして取り入れました。
サツマイモや黒糖の自然な甘さで身も心も癒やされます。

【材料＝2人分】

黒練りゴマ……50g
豆乳……250cc
黒糖……20g
ゆで小豆……適量
クルミ……適量
栗甘露煮……適量
サツマイモ……適量
シロップ煮竜眼……適量
クコの実……適量
白玉粉……20g
水……25cc
すり黒ゴマ……5g

【作り方】

1. 白玉粉に水を加え、混ぜる。
2. ①にすり黒ゴマを入れ、さらに混ぜ耳たぶくらいのかたさにする。
3. ②をお好みの形に成形し、沸騰させたお湯でゆで、冷水に取る。
4. 鍋に黒練りゴマ、豆乳、ゆで小豆、黒糖を入れ、沸騰させて黒糖を溶かし、クルミ、竜眼、栗、ゆでたサツマイモを入れ調味する。
5. ④に③を入れ、器に盛り、クコの実を飾る。

体質別の薬膳
肌トラブル対策

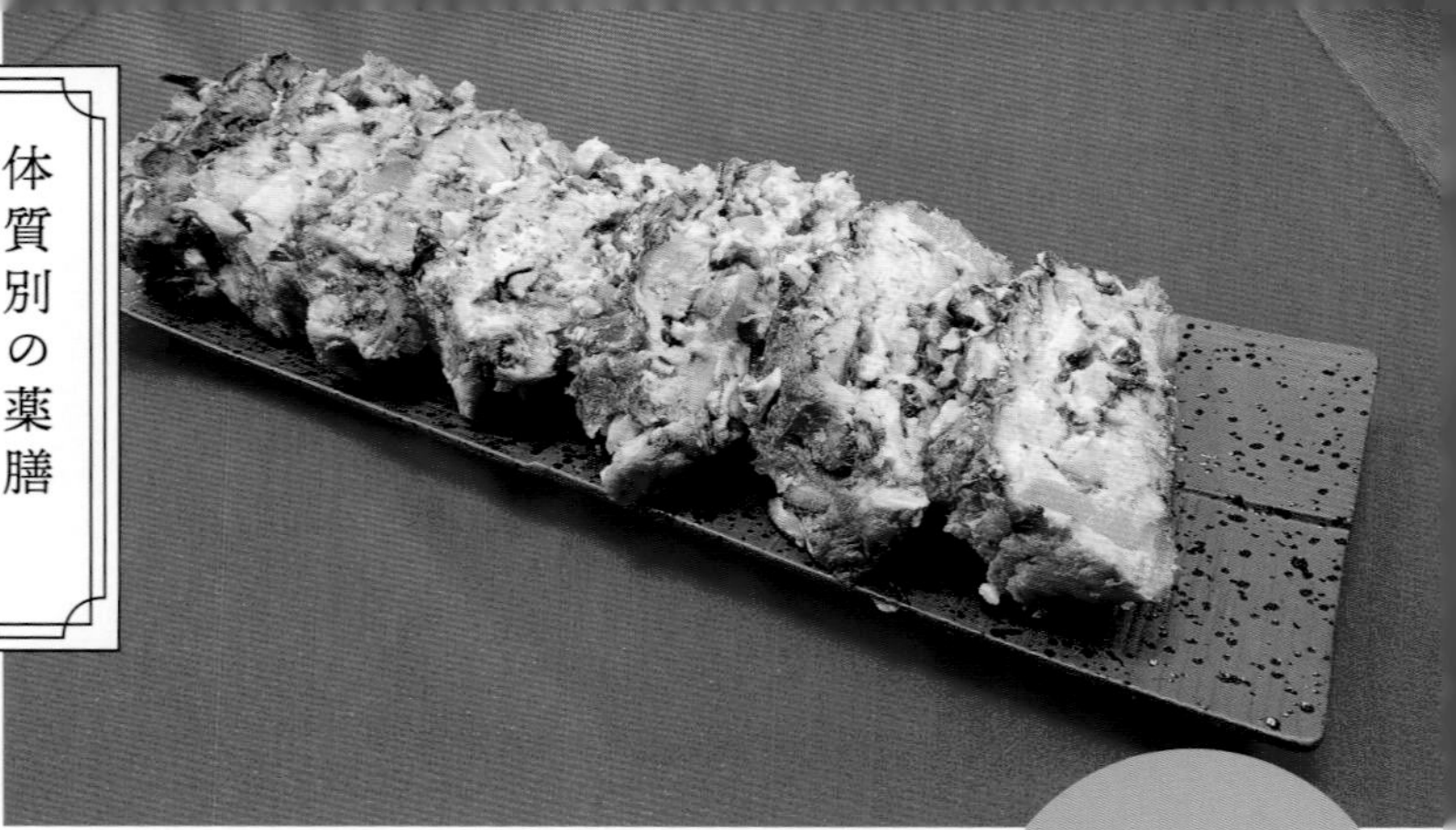

薬膳風ケークサレ

肌を潤す
お食事ケーキ

エイジングケアに適したクルミ、肌を潤す豆乳といった美肌食材を、ちょっと趣向を変えてケークサレ（塩味ケーキ）に仕立てました。シナモン入りの紅茶と良く合います。

【材料＝6人分】

長芋……100g
ブロッコリー……1房
カボチャ……100g
タマネギ……1/2個
シイタケ……2個
マイタケ……1/2房
ホウレンソウ……1/2束
ナツメ……3個
クコの実……適量
クルミ……適量
豆乳……1.5カップ
オリーブオイル……小さじ1
塩こしょう……少々
卵……1個
蜂蜜……大さじ1

A
小麦粉……100g
おからパウダー……202g
ベーキングパウダー……小さじ1.5
クルミパウダー……大さじ1

B
サワークリーム……大さじ2
豆乳……90cc

【作り方】

1. ブロッコリーは小房に切り分け、タマネギはみじん切りに。カボチャとシイタケはスライス、マイタケは1cm幅、ホウレンソウは2cm幅に切る。ナツメは水で戻して刻み、クルミはからいりする。
2. Aをふるい混ぜた後、卵と蜂蜜を入れ、ざっくり混ぜる。
3. タマネギをオリーブオイルで炒めた後、ブロッコリー、シイタケ、マイタケを入れて炒め、塩こしょうする。
4. ③にカボチャ、塩こしょう、豆乳、ナツメ、クコの実、ホウレンソウの順に入れ、炒め蒸し にする。
5. ④をボウルに移して粗熱を取り、②を少しずつ入れ混ぜる。
6. ⑤にすりおろした長芋を混ぜ、クッキングシートを敷いたパウンドケーキ型（17cm）に流し 込み、クルミをのせる。180度のオーブンで1時間焼く。
7. Bのサワークリームを豆乳でのばし、ソースを作る。
8. ⑥を型から取り出し、冷ました後、切り分けて⑦をかける。

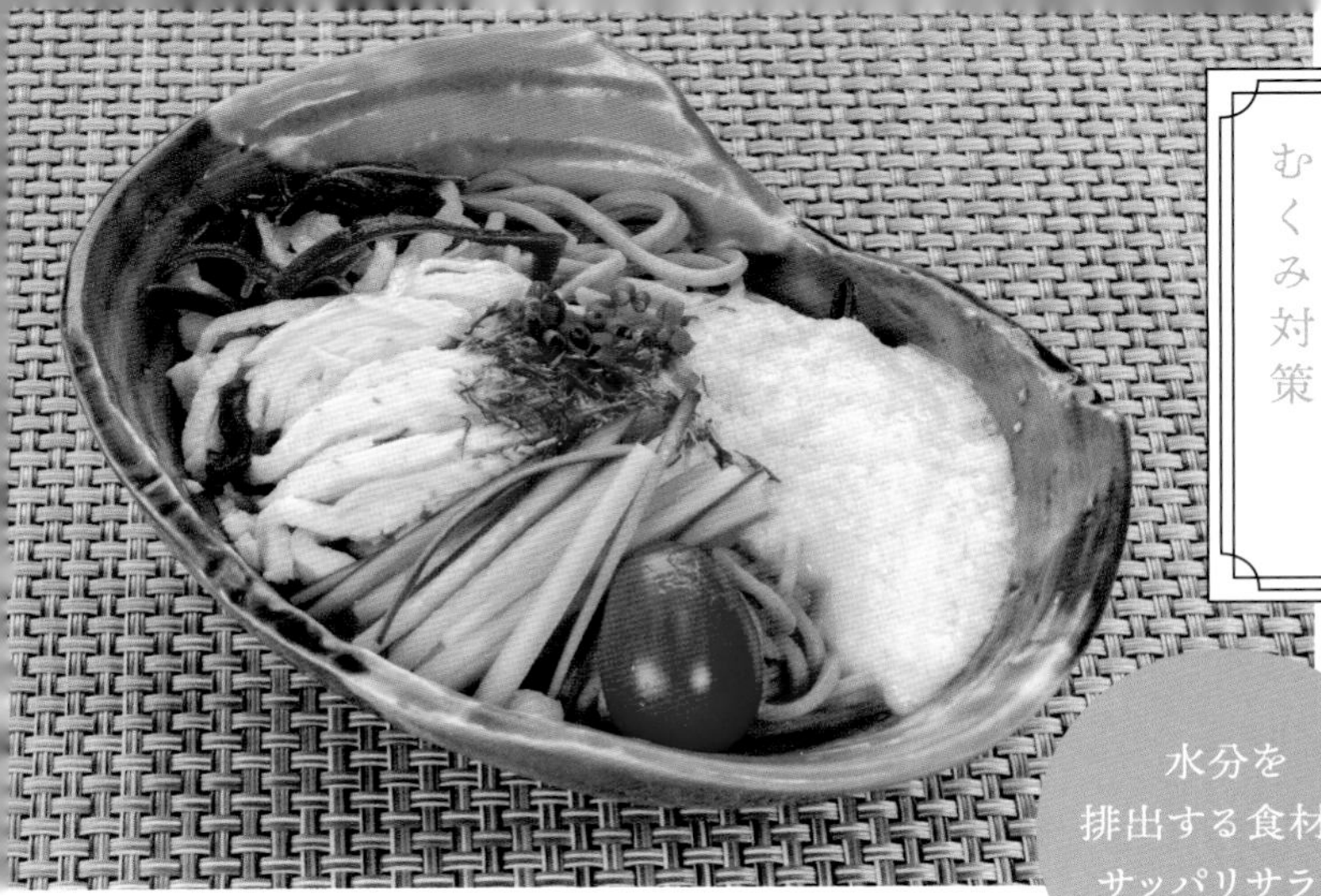

体質別の薬膳
むくみ対策

水分を
排出する食材の
サッパリサラダ

そばとキュウリの サラダ ベニバナ添え

キュウリとトウガンという水の循環を促す食材を日本そばにトッピングした食べやすいサラダです。キュウリは生だけでなく炒めものやスープにするのも◎。

【材料＝2人分】

そば（乾めん）……100g
キュウリ……30 g
黒キクラゲ……12 g
錦糸卵……15g
トウガン……40g
鶏ささみ……45g
ナガイモ……80g
プチトマト……2個
塩……適量
アサツキ……適量
ベニバナ……適量

A
しょうゆ……大さじ3と1/2
穀物酢……大さじ3
みりん……大さじ1と1/2
水……60c
ラカント……大さじ2
ゴマ油……小さじ2
昆布だしの素……2.5g

【作り方】

1. Aを鍋に入れて沸騰させた後、冷却する。
2. 筋を取った鶏ささみを塩ゆでし、冷ました後、手で割く。
3. キュウリ、水で戻した黒キクラゲ、錦糸卵を千切りにする。
4. トウガンを千切りにし、塩でもみ込み、水分を取る。
5. そばは軟らかめにゆで､冷水で洗い､水気を取る。
6. そば、トウガン、黒キクラゲを合わせ、器に盛りつける。
7. キュウリ、錦糸卵、鶏ささみ、プチトマトを飾り、①をかける。
8. ナガイモをすりおろしてかけ、アサツキ、ベニバナを散らす。

病気治しの薬膳
むくみ対策

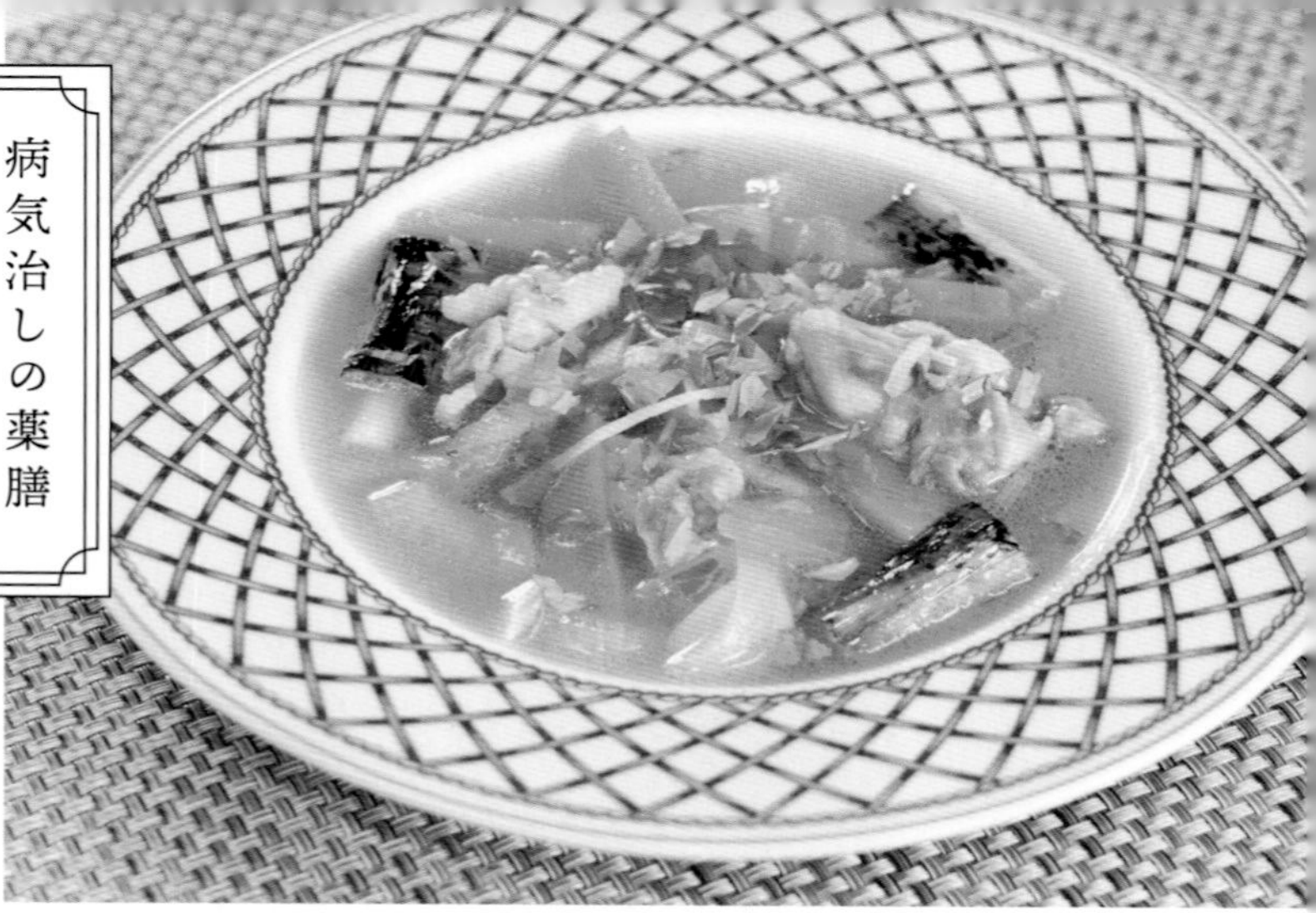

トウガンと香味野菜のすっきりスープ

身体を温める
優しい味で
むくみを軽減

セロリ、ショウガ、ニンニクなど香味野菜と
鶏肉の風味が良いトウガンのスープです。
むくみ軽減のほか、胃腸が疲れた時にもオススメ。

【材料＝2人分】

鶏肉……80g
トウガン……60g
セロリ……30g
白ネギ……1/2本
朝鮮ニンジンまたはニンジン……少々
ショウガ千切り……少々
ニンニクみじん切り……少々
フライドガーリック……3g
料理酒……大さじ2
片栗粉……少々
オリーブオイル……大さじ1
水……350cc
塩コショウ……適量

【作り方】

1. 鶏肉は不要な脂を取り除き、4つにカットする。
2. ①を料理酒で洗った後、水分を取り除き、片栗粉をつけてカリッと表面を焼く。中は半生でよい。
3. 鍋にオリーブオイルを敷き、ニンニク、ショウガの香りを出し、トウガン、セロリ、ニンジンを炒め、鶏肉と水を入れて沸騰させる
4. 焼いた白ネギ、フライドガーリックを入れ、塩コショウで調味する。

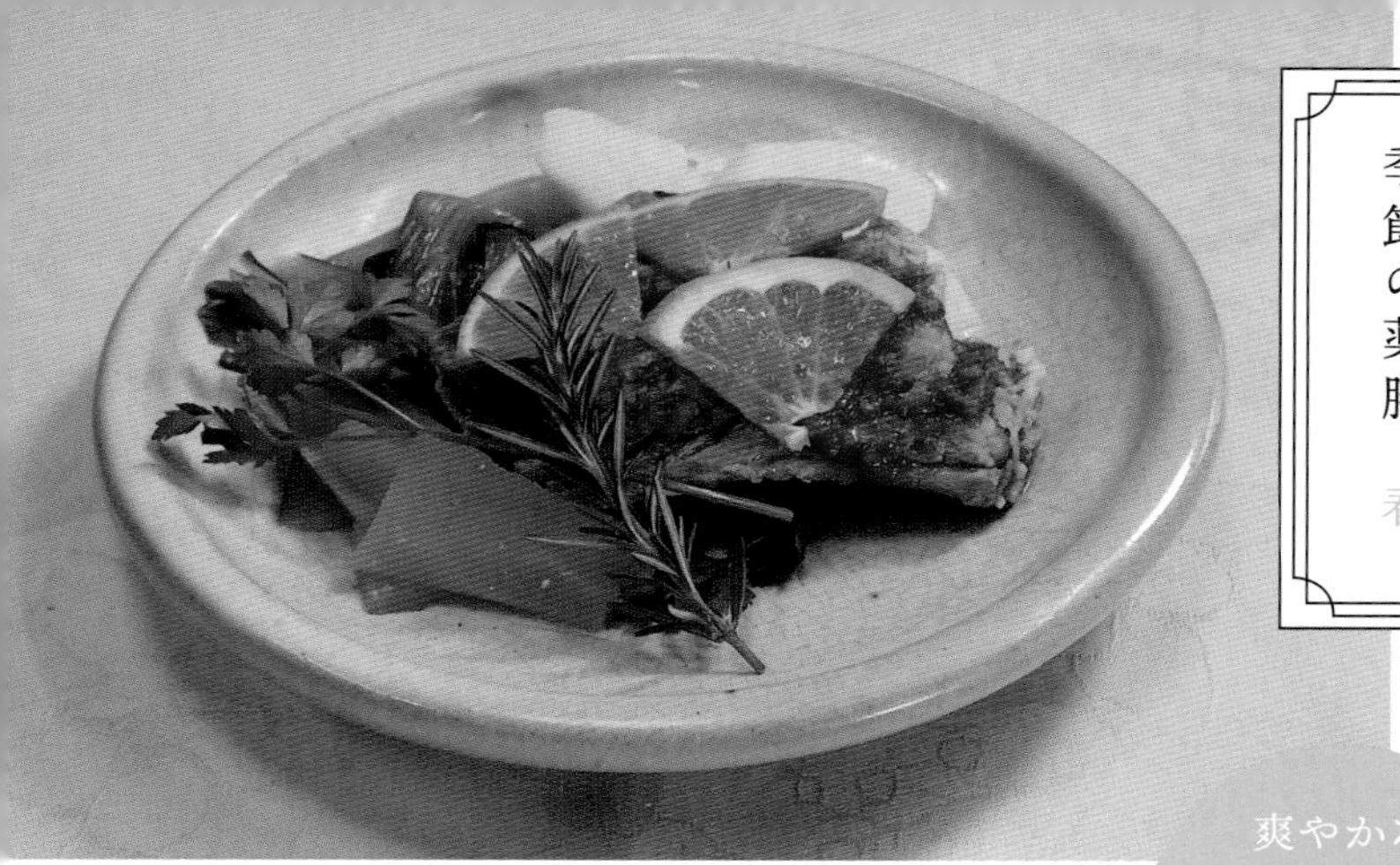

季節の薬膳　春

爽やかな
ミカンの風味で
食が進む
ごちそうメニュー

スペアリブの
オレンジソースがけ

スペアリブを蒸すことで、脂が落ちやわらかくなります。
春らしいオレンジのしぼり汁に酢を加えた酸味のあるオレンジソースが特徴。
蒸し野菜たっぷりのヘルシーな肉料理です。

【材料＝4人分】

スペアリブ(骨付き豚バラ肉)……5〜7cm(600g)
ナガイモ……50g
ニンジン……50g
チンゲンサイ(小ぶり)……200g
ヨーグルト(プレーン)……大さじ1
塩麹……大さじ1
料理酒……大さじ1

〈オレンジソース〉
ケチャップ大さじ1
ソース……小さじ1
スペアリブの蒸し汁……大さじ1.5
オレンジのしぼり汁……大さじ2
バルサミコ酢……小さじ1/2
陳皮(刻んだもの)……適量
塩コショウ……適量
ベニバナ……適量
オレンジ……1個
(半分は飾り用に輪切り、もう半分は絞ってBのオレンジソース用にする)

【作り方】

1. スペアリブをビニールの袋に入れ、ヨーグルト、塩麹、酒を入れ、よくもんで冷蔵庫に1時間置く。
2. チンゲンサイは1/2に切り、ニンジンは 5mm幅にスライス、ナガイモは 斜め切りにする。オレンジは半分を輪切りにし、残りは絞る。
3. ①を袋から出しキッチンペーパーで拭く。皿に、ニンジン、チンゲンサイ(茎)、スペアリブを並べ、蒸し器で10分蒸したらナガイモ、チンゲンサイ(葉)を加え、更に20分蒸す。やわらかくなったら、大皿に盛る。
4. フライパンにオレンジソースの材料を入れて混ぜ、塩コショウで味を調えソースを作る。
5. ③に④のソースをかけてベニバナを散らし、オレンジの輪切りを彩りよく並べ、お好みでローズマリーとイタリアンパセリを添える。

季節の薬膳
春

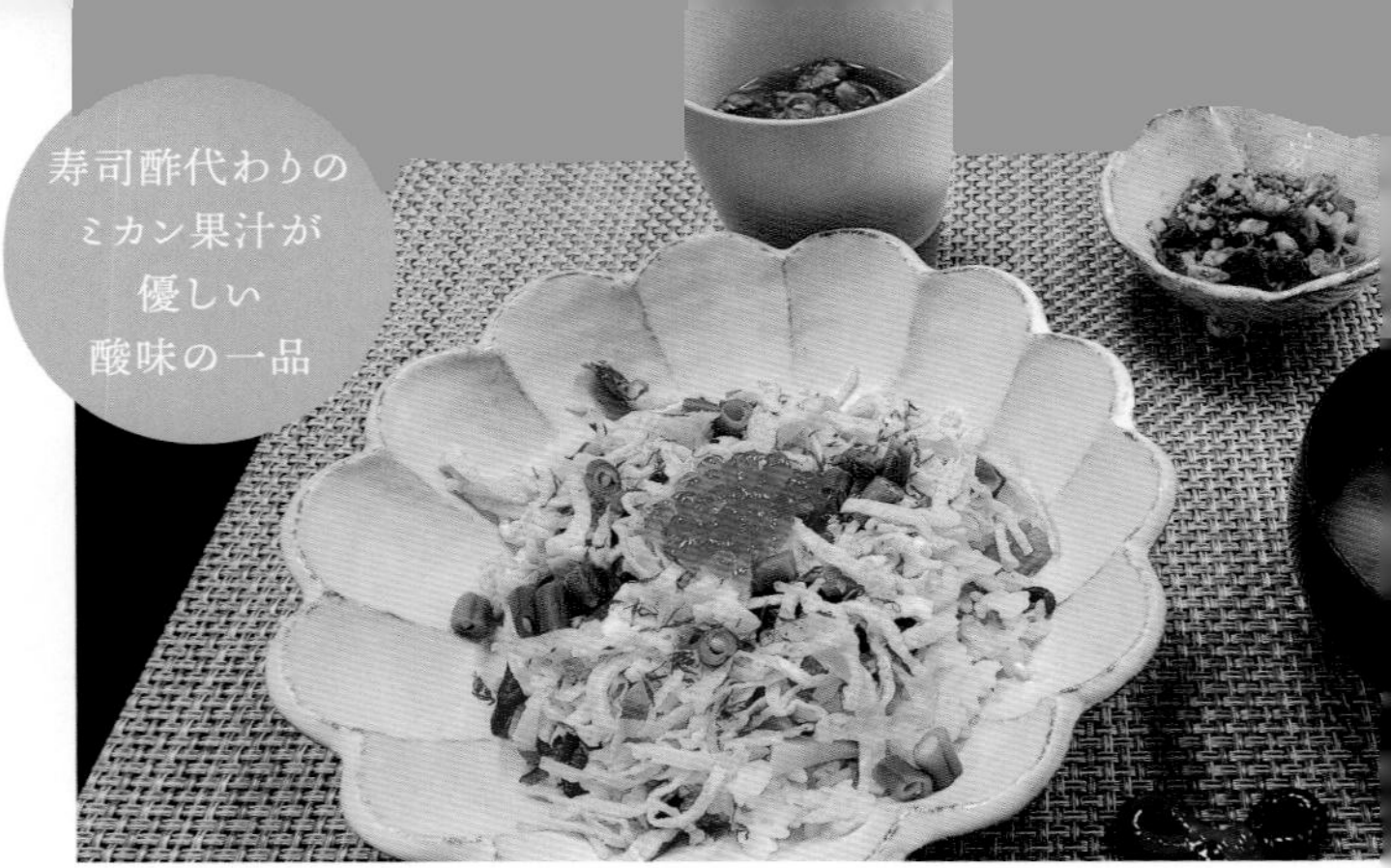
寿司酢代わりの
ミカン果汁が
優しい
酸味の一品

春のチラシ寿司

春のトラブルに対応する味は「酸味」です。春らしい副菜と汁ものを添え、酸味に偏らず、五味がバランスよく取れるレシピに仕上げました。

副菜とお茶のレシピはp.139で紹介しています。

【材料＝4人分】

米……300g(2合)(炊いておく)
夏ミカン果汁……50cc
ナツメ……6個(30g)
黒キクラゲ……適量
水……100cc
きび砂糖……3g

錦糸卵
卵……2個
きび砂糖……3g
サラダ油……小さじ1

干しシイタケ……4枚(30g)
水(戻し汁)……270cc
顆粒和風ダシ……1g
醤油……12 cc
みりん……12cc
きび砂糖……6g
塩……1つまみ
レンコン……40g
水……20cc
酢……20cc
きび砂糖……10g
でんぶ……5g
イクラ……20g
ベニバナ……適量

【作り方】

1. 夏ミカン果汁を寿司桶に移した炊きたてのごはんに全体に回しかけて5秒待つ。初めは底から混ぜ、次いで米を切るように混ぜ合わせる。全体が寿司酢をまとってつややかに輝くまで、手早く合わせる。
2. ナツメはさっと洗って、10分ゆでて半分に切り、種を取る。黒キクラゲをナツメと同じ大きさに切る。小鍋にひたひたの水ときび砂糖を入れ、ナツメと黒キクラゲを入れて弱火で10分煮る。
3. 卵は割りほぐし、ウコンパウダー・きび砂糖を加えて混ぜる。フライパンで薄焼き卵を作り、細く切って錦糸卵をつくる。
4. 干しシイタケは水で戻しておく。軸を切り落とし、1㎜程度の千切りにしておく。戻し汁はキッチンペーパーでこす。鍋に、椎茸、戻し汁と調味料を入れて中火にかけ、沸騰したら弱火にし、落とし蓋をして15分ほど煮たら蓋を外して汁けがなくなるまで煮る。
5. レンコンは皮をむいて3㎜幅の輪切りにし、酢ときび砂糖で煮る。
6. ①のごはんに、②と⑤を混ぜる。
7. ⑥のごはんを盛り、シイタケ、卵、でんぶ、イクラ、ベニバナを彩りよく盛りつける。

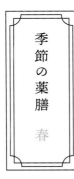

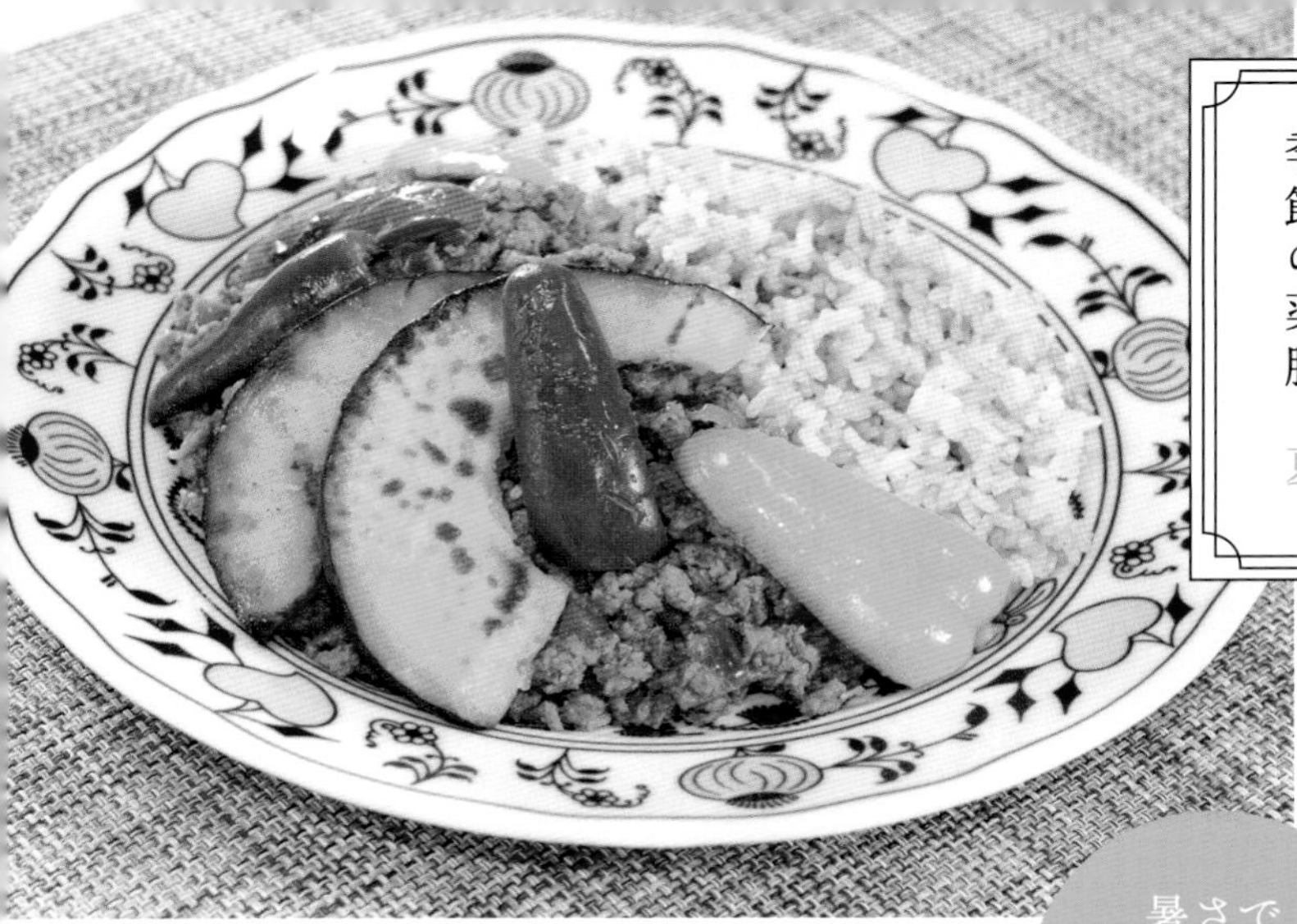

季節の薬膳　夏

暑さで消耗した気を養う

元気印のキーマカレー

気を養う豚肉を使って夏らしいカレーにしました。
カレーに使われるスパイスは漢方薬でおなじみのものも多いことから、
「食べる漢方薬」ともいわれます。

【材料＝２人分】

白米……2合
18雑穀ブレンド米……15g
豚ひき肉……300g
タマネギ……1個
ピーマン……2個
おからパウダー……大さじ1
クルミパウダー……大さじ1
牛乳……小さじ１
カレー粉……大さじ3～4
塩……小さじ1
こしょう……少々
カボチャ……20g
(大きめのスライス4枚)
パプリカ赤､黄､緑……各半分
オリーブオイル……小さじ3

【作り方】

1. 白米に18雑穀ブレンド米を混ぜて炊く。
2. 鍋にオリーブオイル小さじ１を入れ、みじん切りし たタマネギとピーマンをしんなりするまで炒め、軽く塩コショウし、お皿に移す。
3. 鍋にオリーブオイル小さじ1を入れ、豚ひき肉を炒める。色が変わってきたら、おからパウダー、クルミパウダー、カレー粉、牛乳を入れ、②を混ぜてさらに炒める。最後に塩･こしょうで味を調える。塩はお好みで少なくてもよい。
4. 鍋にオリーブオイル小さじ１を入れ、カボチャとパプリカを焼き目がつくまで炒める。お皿に雑穀米、キーマカレー、カボチャ、パプリカの順に盛りつける。

季節の薬膳　夏

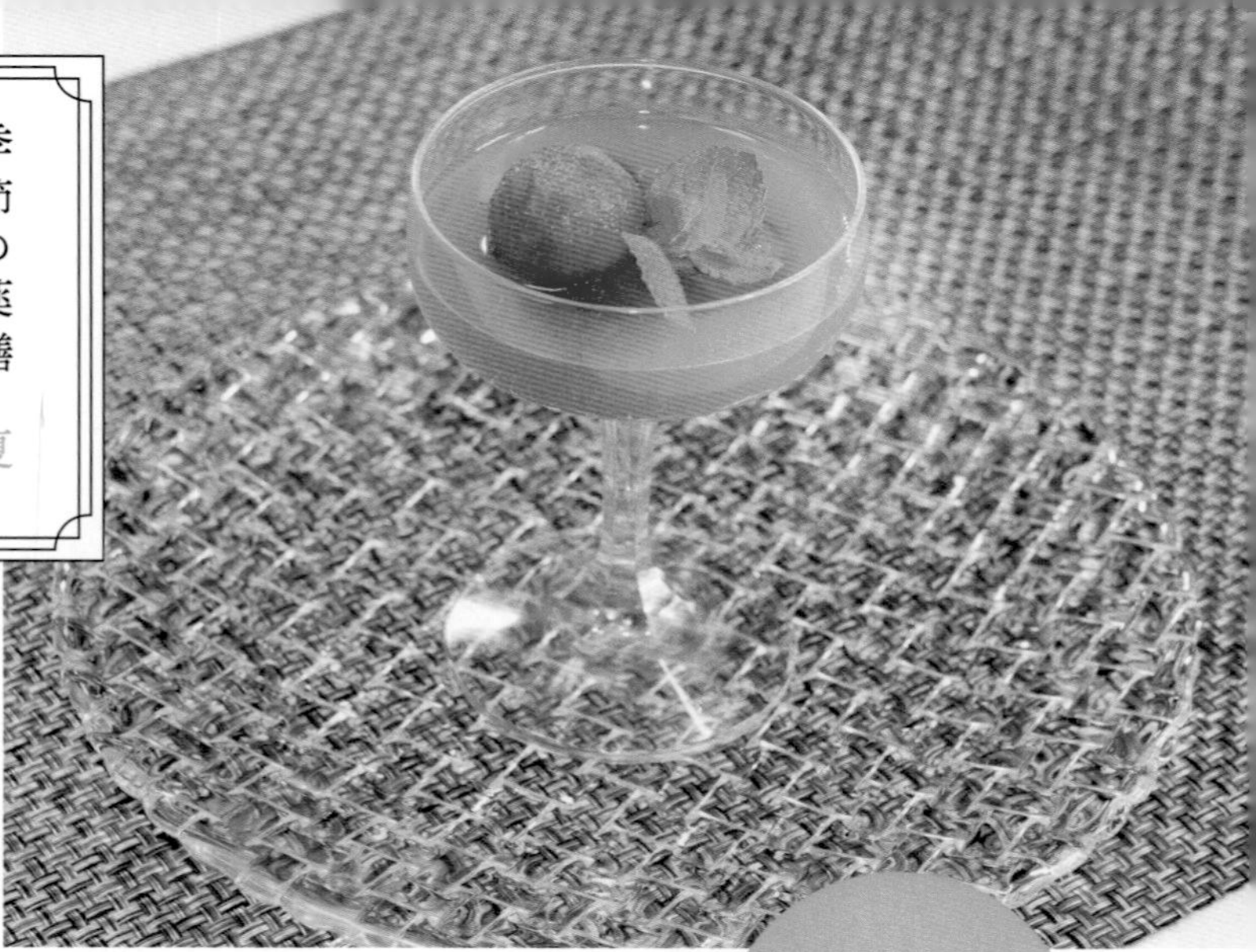

涼感 スイカゼリー

夏ならではの薬膳スイーツ

中国では唐の時代から食べる習慣があったというスイカは水分が多く、体の熱を下げてくれるありがたい食材です。鮮やかな色味も活かしてシンプルなゼリーに仕上げました。

【材料＝2人分】

スイカ果肉（スイカ汁用）……220g
同(飾り用など)…… 適宜
きび砂糖……10g
レモン汁……少々
粉寒天……1g
水……10cc
ミント……適宜

【作り方】

1. スイカ果肉をお好みの大きさに切り、果肉の種を取り除いた後、ミキサーにかける、
2. 粉寒天を水で溶いておく。
3. 鍋に①ときび砂糖を入れて沸騰させ、あくを取った後、素早く②を入れる。
4. 氷水で粗熱を取り、レモン汁を入れる。
5. あらかじめ準備した容器にスイカ果肉と④を入れ、冷やし固める。
6. 飾りのスイカとミントを添える。

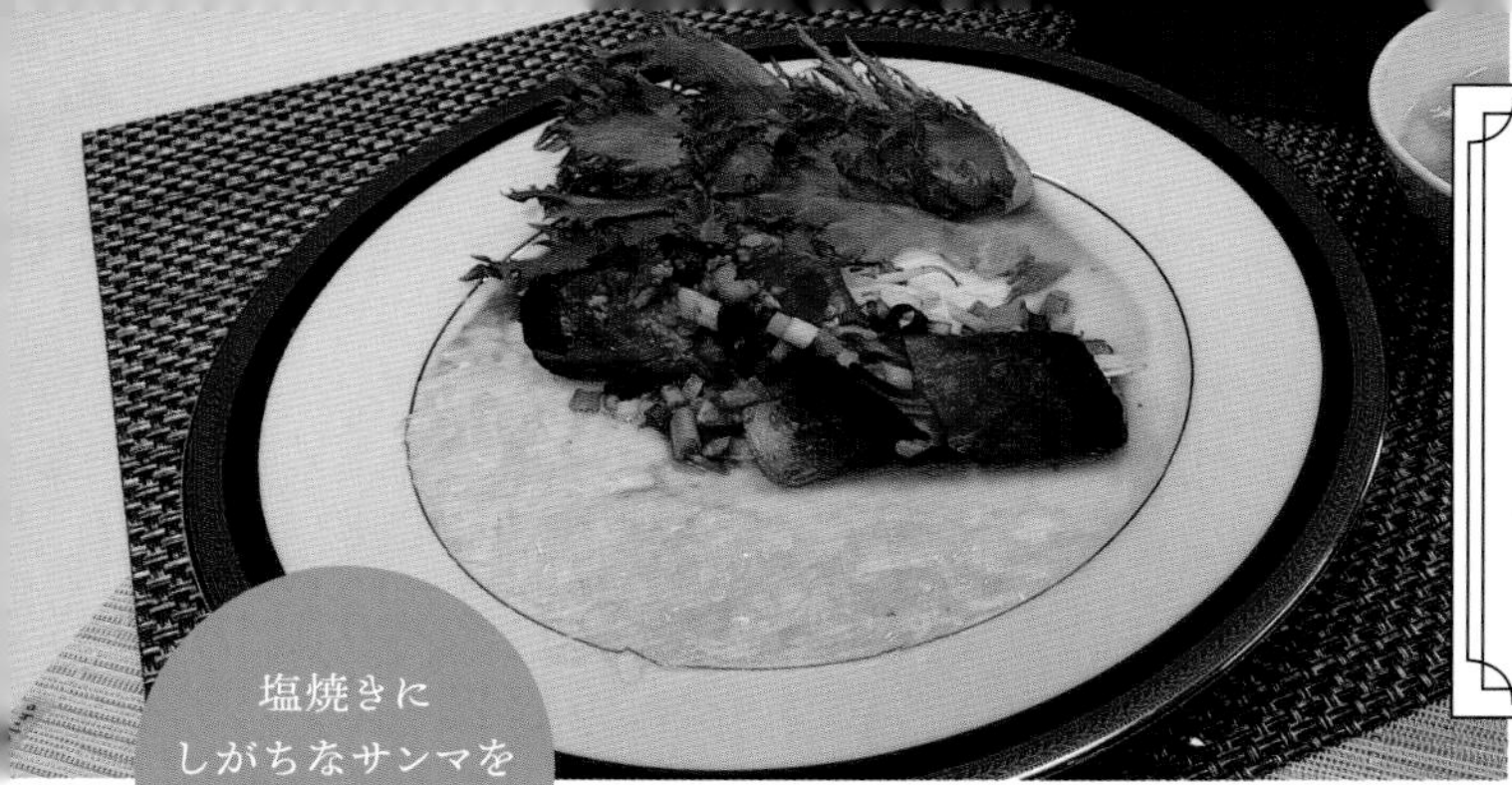

塩焼きに
しがちなサンマを
オシャレな一皿に

サンマロールの朝鮮ニンジンジュレ添え

夏の疲れで体調を崩しやすい秋には、旬のサンマで気と潤いを補いましょう。朝鮮ニンジンのエキスで作ったジュレでさらに滋養UP＋見た目も華やかに！

【材料＝2人分】

〈サンマロール〉
サンマ（三枚おろし）……2尾
小麦粉……10g
白ネギ……60g
ショウガ……12g
オリーブオイル……大さじ1と1/3
塩こしょう……少々

A
醤油……小さじ2
みりん……小さじ2
きび砂糖……小さじ2

〈朝鮮ニンジンジュレ〉
朝鮮ニンジン汁（朝鮮ニンジン2gを水1ℓで煮出したもの）……500cc
粉ゼラチン……小さじ1
クルミ・アサツキ（長ネギ）……各適量

【作り方】〈サンマロール〉

1. サンマは3枚におろし、塩、コショウする。
2. 白ネギは8cmほどの長さに切り、縦に千切り。ショウガも千切りにしておく。
3. ①の水分をクッキングペーパーで拭き取り、小麦粉をつける。
4. ②の白ネギとショウガをサンマで巻いて爪楊枝で留め、再度小麦粉をつける。
5. フライパンにオリーブオイルを引いて、④のサンマの両面を焼く。
6. 鍋にAの材料を入れて、さっと火にかける。
7. ⑥を⑤のサンマにかける。

〈朝鮮ニンジンジュレ〉

1. 鍋に水1Lを入れて、朝鮮ニンジン2gを30分以上煮込む。（水が少なくなったら足しながら煮込む）
2. ①の煮汁500ccを火にかけて沸騰したら火を止め、ゼラチンを加えて溶かす。
3. ②をバットに流して、粗熱が取れたら冷蔵庫で冷やし固める。
4. クルミは軽く刻む。
5. アサツキは小口切りにする。

【盛り付け】

1. 大皿の真ん中にサンマを並べて、Bのたれをかける。
2. Cの朝鮮ニンジンジュレはフォークでクラッシュして、周りに飾る。
3. クルミとアサツキを飾る。

季節の薬膳 秋

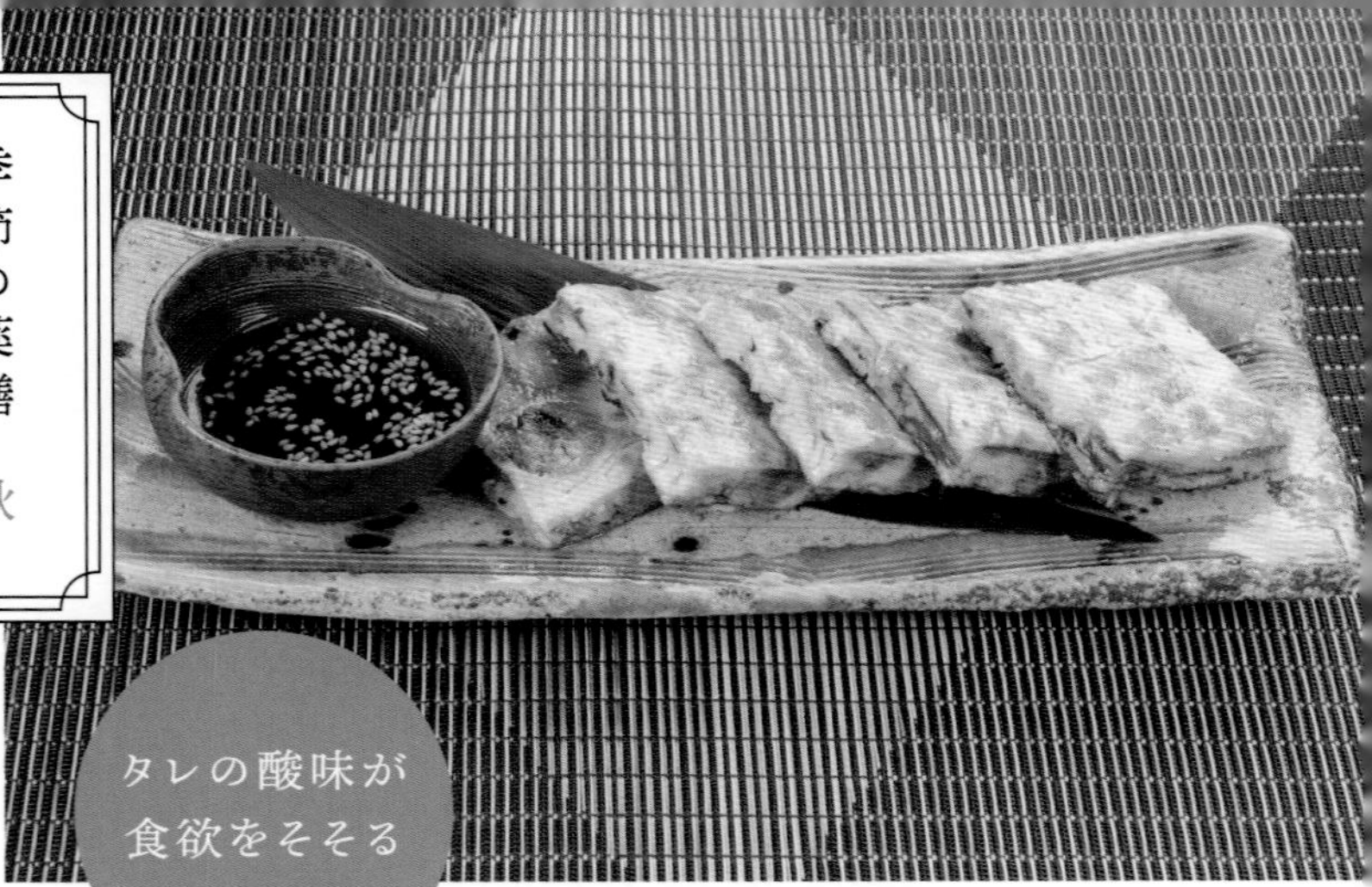

タレの酸味が食欲をそそる

アジと秋野菜のヘルシーチヂミ

クセがなく、血液サラサラ効果のある
アジを米粉でチヂミにしました。
秋野菜のエノキとニンジンも加え、
季節感も満点。
タレに使った黒酢の酸味と黒糖の
コク・甘みが食欲不振を解消してくれます。

【材料＝2人分】

アジ……2匹
サツマイモ……40g
エノキ……30g
卵……2個
ニンジン……20g
ニラ……40g
サクラエビ……12g
米粉……100g
片栗粉……30g
鶏がらスープの素……5g
白ゴマ……10 g
ゴマ油……大さじ3
水……200cc

A
しょうゆ……大さじ3と1/2、
黒酢……大さじ4
黒糖……大さじ1
ごま油……大さじ1/2
白ゴマ……3g
料理酒……適量

【作り方】

1. Aを混ぜてタレを作る。
2. ②アジは三枚におろし、内臓、骨を取り除き一口大に切る。
3. ニンジン、サツマイモは千切り、エノキは半分に、ニラは4cmの長さに切る。
4. ボウルに卵を割り、水、米粉、片栗粉、鶏がらスープの素を入れてよく混ぜる。③と白ゴマを入れて混ぜる。
5. アジは酒で洗って水気を取り、サクラエビとともに④に入れ、ざっくり混ぜる。
6. フライパンにゴマ油を入れて熱し、⑤のアジ、サクラエビの順に入れて全体に広げ、中火で焼く。
7. 焼き色がついたら裏返して軽く全体をプレスし、焼き上げる。
8. お好みの大きさに切り、①を添える。

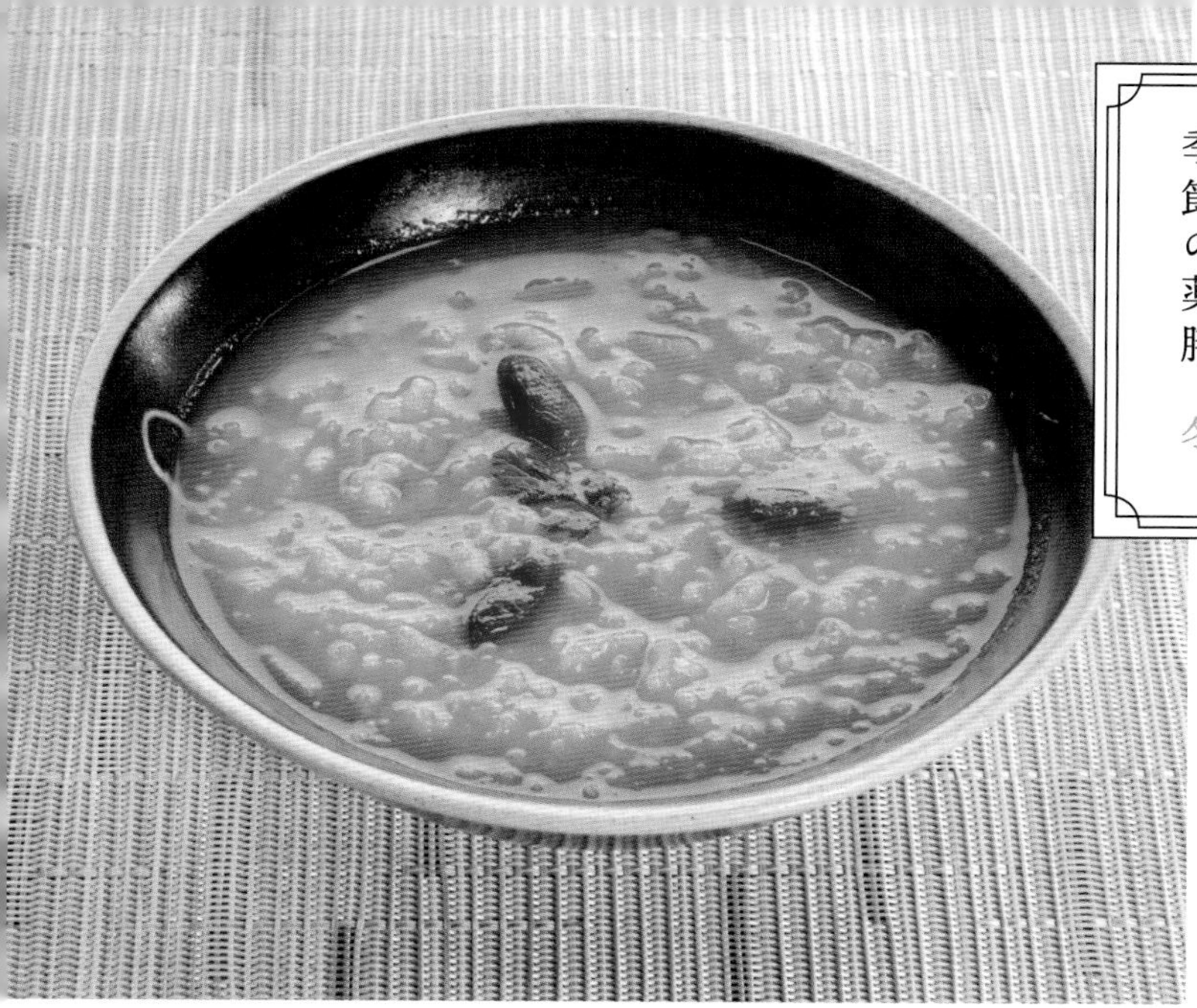

カボチャ粥

冷えによって血行が悪くなる冬には、
身体を温めることが不可欠。
カボチャは胃腸の働きを高め、
血行を促進して身体をポカポカにしてくれます。

身体を温めて
胃腸を守る

【材料＝2人分】

カボチャ……100g
うるち米……25g
アワ……25g
クコの実……適量
水……400cc
塩……少々

【作り方】

1. カボチャは一口大の薄切りにする。
2. うるち米とアワをとぐ。
3. 水と①②を土鍋に入れ、強火にかける。
4. 沸騰してから噴きこぼれないようよく混ぜ、弱火で15分炊く。
5. 塩を加えて味を調え、クコの実を入れる。
6. 土鍋にふたをして火を止め、5分ほど蒸らす。

季節の薬膳　冬

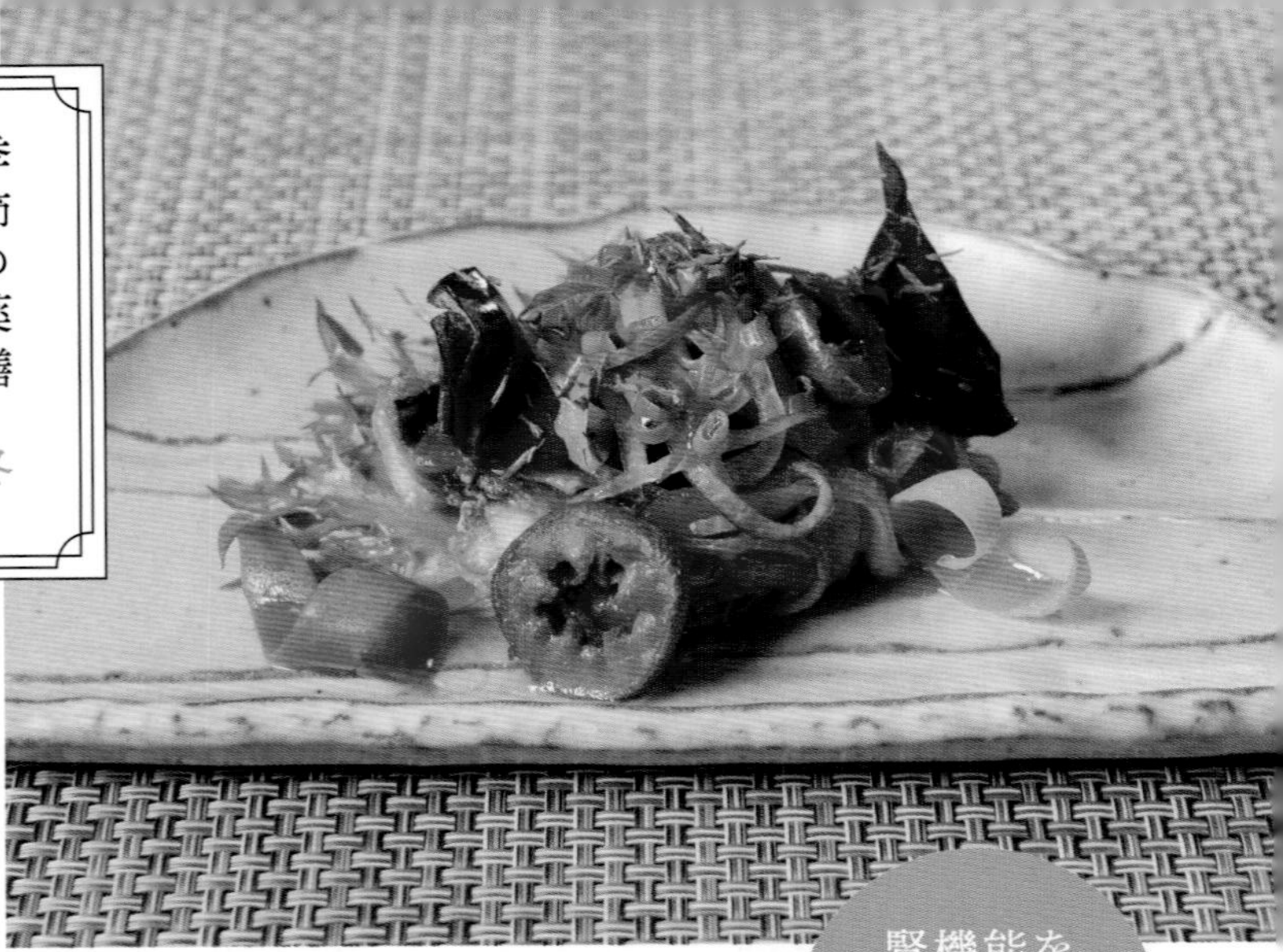

腎機能を
補って
冬を乗り切る

サバの黒酢和え

五行論によると、冬は腎の働きを補うのに適した季節。
うってつけのマサバを、疲労回復や
消化促進効果のある黒酢で味つけしました。

【材料＝2人分】

サバ……2切れ(120g)
タマネギ……30g
ニンジン……5g
黒キクラゲ……3g
サンザシ……4片
ベニバナ……適量
アサツキ……適量
フリルレタス……適量
黒酢……大さじ2
黒糖……30g
片栗粉……適量
サラダ油……適量

【作り方】

1. バットにスライスしたタマネギ、千切りしたニンジン、水で戻したサンザシと黒キクラゲを敷く。
2. サバの骨を取り除き、片栗粉をつけて170℃の油で２分揚げる。
3. ②を①の野菜の上に並べる。
4. 鍋に黒酢、黒糖を入れて沸騰させ、黒糖が溶けてから熱いうちにサバ全体に回しかける。
5. 粗熱が取れたら、皿にフリルレタスを敷き、サバ、タマネギ、黒キクラゲ、サンザシ、ニンジンの順にのせ、アサツキ、ベニバナを散らす。

第五章

現代日本の薬膳

日本における薬膳の歴史

日本には、古来より食と健康の関係を重んじる文化があり、薬膳の思想は日本の食事療法や日常の食生活に深く根ざしています。

現代の日本において、薬膳は昨今の健康志向・自然志向の波に乗って新たな興味と注目を集めており、薬膳カフェやレストランなども増えているようです。

この章では、現代の日本に薬膳がどういった形で根付いているか、また、普及しすぎたがゆえの間違えた知識などについてお話ししたいと思います。

まずは、薬膳が日本にどのように伝わり、発展していったのかといった歴史を簡単に見ていきましょう。

4世紀後半〜平安時代

日本の薬膳の歴史は、4世紀後半に中国の文化が朝鮮半島を経由して日本に伝わったことに始まります。

562年、『明堂図《めいどうず》』を含む医薬書が日本にもたらされ、日中間の交流が盛んになりました。607年聖徳太子が隋に遣隋使を送りその後唐に遣唐使を送り、多くの知識が日本にもたらされました。

飛鳥時代の701年には、中医学を基盤とした医療と医療教育制度が導入され、薬物や疾病、薬園（薬用植物を栽培するための畑やその関連施設）に関する官職が設立されます。

平安時代(794年~1192年頃)に入ると、渡来した医学書が日本人によって編纂され、918年には日本最古の本草辞書『本草和名《ほんぞうわみょう》』が編纂されました。

また、この頃に隋・唐時代の医学書を編纂した日本現存最古の医学書『医心方《いしんほう》』を、宮中医管を務めた鍼灸博士、丹波康頼が完成させ、そこには養生に関する記述や多くの食物の薬性・効能が記されています。

鎌倉時代~江戸時代

鎌倉時代には、薬物として伝来した茶が普及し、日本の医学と食療は主に中医学を模倣し、発展していきました。

そして安土桃山時代から江戸時代末期にかけては、日本に留学した医師たちにより新しい学説が導入され、日本独自の流派と日本の伝統医学である漢方医学が形成されます。

織田信長、豊臣秀吉、徳川家康らにも重用され、『日本医学中興の祖』と称される曲直瀬道三《まなせどうさん》が著した『宜禁本草《ぎきんほんぞう》』には、食べ合わせに関する記述があり、ここから日本独自の食療文化が始まったといえます。

江戸時代に入ると、食療《しょくりょう》（食による治療）に関する多くの書籍が著され、日本の食療の発展に貢献しました。

このように、**日本の食療の歴史は、中医学に由来し、日本の伝統医学である漢方医学と共に進化し、今日の和食の基盤となっています。**

長い歴史を経て、薬膳の思想は日本人の感性によって独自の食文化として発展を遂げてきたのです。

日本の食文化に溶け込む薬膳

今やすっかり日本の食文化として溶け込んでいて、それと気づかないままに私たちの日常の食習慣となっている薬膳があります。ここで、代表的なものを紹介します。

おせち

おせち料理は、日本の新年を祝うための伝統的な食事でありながら、薬膳の要素が色濃く反映されています。

それぞれの食材と料理は、特定の健康効果や願い事を象徴しており、家族の健康と幸福を祈願する意味が込められています。

・エビ

エビは「不老長寿」を象徴し、疲れを取り、温性の食材なので身体を温める働きがあります。冬の寒さに対抗し、元気と活力を取り戻す助けとなります。

・ブリ

ブリは気や潤いを補う食材とされています。

寒い季節において、ブリは身体にエネルギーを供給し、乾燥から来る肌や喉の不快感を和らげます。

・黒豆

黒豆は腎を補い、アンチエイジングの効果があるとされています。新年に向けて健康と若々しさを保つことを願う象徴となっています。

・昆布

日本語においては、「よろこんぶ」という言葉遊びが縁起の良い食材とされる理由のひとつですが、薬膳的な観点で見ると、昆布類は、寒さにより固まった筋肉や凝りをやわらかくする効果があるとされています。

冬の寒さで縮こまった身体をほぐす助けとなるため、お正月の時期に食べることは理にかなっているのです。

このように、おせち料理は、日本の食文化と薬膳の知恵が融合した素晴らしい例となっています。

新年を迎える準備として、家族の健康や繁栄を願うおせち料理こそ、開運薬膳の筆頭格といえるものかもしれませんね。

薬味

ネギ、ショウガ、ミョウガ、大葉、三つ葉など普段私たちが何気なく使っている「薬味」。生臭さを消す、辛味や酸味、独特の香りを加えるなど、食欲を増進させるためのものというイメージがあると思います。

しかし、薬味はそうした味覚においてのメリットだけでなく、防腐や殺菌、消化促進などさまざまな効能があるために用いられています。中国最古の薬物の書物『神農本草経』にも薬味についての記述があり、おいしさのためだけでなく、食養生の考え方から生まれた文化なのです。

また、混ぜご飯の一種である「かやくご飯」。

この「かやく」は、漢字では「加薬」と書きます。加薬とは、もともとは漢方薬の効果を高める、飲みやすくするために加える補助的な薬のことを指しました。そのため、薬になるような滋養のある食材を混ぜ込んで炊いたご飯を『かやくご飯』と呼ぶようになったとされています。

間違いだらけの薬膳——本当に身体に良い？

このように和食文化にすっかり根付いている薬膳ですが、その一方で、昨今の薬膳ブームのためか「それは本当に身体に良いの？」と疑問に感じるものも多く見かけるようになりました。

『食べて元気になる』時ばかりではない

食べることで病気を防ぐ・病気を治す、というのが薬膳の基本的な考え方です。そういう意味では、「食べて元気になる」は正しいのですが、いつでもその考え方が当てはまるのかというとそうではないと思います。

例えば、特に夏になると食欲が落ちるためか「食べて元気に〜」のフレーズをよく耳にします。

しかし、夏は基本的に冷たいものをたくさん飲み、胃腸が弱っています。

本来、胃というのは飲食物が入ってくると働きが活発になります。

しかし、研究報告によりますと冷たいものを胃に入れると、通常の体温である36度程度に上がるまで胃の働きは抑えられます。つまり、それだけ消化吸収が緩慢になるということであり、食事の間中ずっと冷たいものを飲むというのは負担が大きいことなのです。

そうやって胃に負担をかけているところに、また「食べて元気に！」と滋養強壮のための食事を摂っても、元気になるどころか余計に疲れてしまいます。

疲れた胃に無理に食物を入れる↓さらに胃が疲れる↓元気になろうと更に食べる……という悪いスパイラルに陥ってしまいます。

あまり食欲がない時、胃が疲れている時は無理して食べる必要はありません。胃の消化の良いものを少しずつ食べ、元気になったと感じたら肉など滋養があり消化に多少時間がかかるものを食べてもらうと良いと思います。

「薬膳〇〇」は必要？

近年、「薬膳スープ」や「薬膳茶」といった、「薬膳」と名前に冠された商品が市場に溢れています。

これらの商品は、古代中国の伝統医学の知恵を取り入れた健康食品として人気を博しているようです。

しかし、薬膳の商品を購入する際には、単にネーミングに惑わされず、成分表を確認し、その食材がどのような効能を持ち、どのような体質の人に向いているのかを調べることが重要です。

特に、普段食べ慣れていない食材や見慣れない食品名が表示されている場合、その効能を理解しないまま体に入れてしまうことは危険です。

まだ薬膳について知識が浅い場合は、そのような「薬膳〇〇」といった商品に安易に手を出さないほうが良いのではないか、というのが私の考えです。

身近な食材をおろそかにせず、特性を知って美味しく食べることをまずは大切にしていただきたいと思います。

漢方と生薬

「なんとなく体に良さそう」なイメージを与えるものとして、同じ中医学の分野である「漢方」と「生薬」がありますが、この違いが分かっていない方も多いようです。

生薬と漢方は次のようなものです。

・生薬

植物の葉、茎、根、鉱物、または動物の特定の部分を加工（切断、乾燥、蒸気処理など）し、薬効を引き出したものです。

・漢方

中医学に由来する日本の伝統医学を漢方医学、略して漢方といいます。複数の生薬を組み合わせて作られた医薬品を指すこともあります。

数千年にわたって、個々の症状に適した生薬の組み合わせ（処方）が開発され、日本の風土、気候、そして日本人の体質に合わせて進化してきた中国起源の日本の伝統医学です。

もともとは煎じ薬や丸剤として利用されていたものが、現在では飲みやすく、保存や携帯に便利なエキス顆粒の形のものが多く売られています。

生薬や漢方は適切に使用すればとても健康に役立つものですが、薬膳と冠された商品やメニューにも「漢方や生薬が入っているほど体に良いか」といわれると、それは間違いです。

冬虫夏草

薬膳だからといって、安易に生薬を使うという考え方には疑問が残ります。例えば、漢方として知られている冬虫夏草というものがあります。

蛾の幼虫の頭から棒状のキノコが生えており、なかなかインパクトのあるビジュアルですが、古来、滋養強壮、不老長寿の薬として中国では日常的に食されています。

しかし、日本の薬機法において、冬虫夏草は食品分類ではなく医薬品類として区分されています。

これは、冬虫夏草が食材として一般的には認識されていないことを示しています。実際、本校をはじめ多くの学術機関でも食材としては扱われていないのが現状です。

本物の冬虫夏草は非常に希少かつ高価なものであるため、それを含む商品もまた高価です。

市場には「冬虫夏草入り」と謳って売られているスープなども存在しますが、こうした商品が本物の冬虫夏草を含んでいるのか、あるいはどれだけの量が含まれているのかを一般の消費者が確認するのは難しいと思います。

本物の冬虫夏草を手に入れたいのであれば、漢方の専門店を訪れるか、インターネットのショッピングサイトなどで取り寄せる必要があるでしょう。

しかし、果たして、普段から冬虫夏草など食べ慣れていない日本人がわざわざお金と手間をかけてまで摂る必要があるものなのか、ということを一度考えてみて下さい。

薬膳を実践するための食材選びの際に、何も無理をする必要はありません。

なぜなら、薬膳は日常の食事だからです。今日、一食この薬膳を食べたからといって、急に体調が改善されるわけではないですよね。

毎日食べるものの積み重ねで健康な体はできあがります。

日本人の体質、日本の風土に合った食養生をすることを忘れないでいただきたいと思います。

身近な食材で作る薬膳スープ

間違えてはいけないのが、薬膳は決して特別な食事ではないということです。

あくまで、日常の食事であり、日常的に口にする食材が医薬になるという『医薬同源』『医薬は台所にあり』という考え方がベースにあります。

わざわざ市販の薬膳スープを買ったり、高級な冬虫夏草を煎じたりせずとも、スーパーに売っている食材で充分健康な体は作れます。

例えば、**簡単に作れてオススメなのが、『落花生の殻とナツメと小豆のスープ』**です。

細かい分量は気にせず、落花生の薄皮（身が入ってもＯＫ）、ナツメ、小豆と水を入れてコトコト煮るだけでおいしく滋養に良いスープのできあがりです！お好みで塩や砂糖で味つけして下さい。

第三章で説明したように、ナツメには気血を補い、心身の疲労を回復する効果があります。

落花生の皮、小豆の効能は、次の通りです。

落花生の皮

落花生の皮は漢方の一種です。

抗酸化物質や食物繊維が豊富で、消化促進と体内の毒素排出を助け、止血作用もあります。

小豆

利尿作用があり、体内の余分な水分を排出し、腎の機能をサポートします。
また、気血水の循環にも良い影響を与えるとされています。

このスープは、一年中いつ飲んでも良いですが、特に寒い季節に体を温め、気を補うのに役立ちます。

食材を大切にする「一物全体」

少し話がそれますが、「食材を無駄にしない」というのも食養生の大切なコンセプトです。先程のレシピでは、落花生の皮まで使っていますね。

中国には食材を無駄にしない『一物全体』という概念があります。

二千年前に記された『黄帝内経《こうていだいけい》』の中でも、食養生（薬膳）の重要な理念としてこの言葉を紹介しており、この語は仏教用語としても用いられて約6世紀頃に日本に伝わったとされています。

意味としては、生き物の存在は、その各部分がバランスよく機能していることを示しており、そのため、**生き物を食する際には、そのバランスを保ちながら食することが重要である**と教えているのです。

例えば、肉を食する時には皮から骨まで、魚を食する時には頭から尾まで利用することで、食材の栄養を全て摂取することができます。

同様に、野菜や豆も可能な限り全て利用することが推奨されます。

多くの場合、野菜の皮はむいてしまいますが、実は野菜の皮は日光を受けて栄養素が豊富であり、抗酸化作用も持っています。同様に、豆の一種である落花生もまた、薄皮に多くの効能があるのです。

動植物の命をいただいている以上、どこも無駄にしないという意識も、薬膳を通して少しずつ育んでいきたいものです。

また、この考えはＳＤＧｓ（持続可能な開発目標）の中の一つである「飢餓の集結、食料の安定確保と栄養状態の改善」にも繋がるものでしょう。

因人制宜《いんじんせいぎ》—自分の身体と向き合う

薬膳は、自分の身体と向き合うことから始まります。

第三章『体質別の薬膳』でお話しした体質分類だけでなく、まずは日々のちょっとした変化に気づくことから薬膳が始まります。

今日のあなたはどうでしょうか？

食欲はあるか、便の調子はどうか、痛いところや不快なところはないか、手足が冷えていないか、よく眠れているか、活力はあるか……。

多忙な現代人の生活では、そういった自分の体調に目を向け、気にかけることをおろそかにしがちです。

しかし、それこそが病気を呼び込むもと。未病は、セルフケアから始まるのです。

栄養豊富な食材を摂ることはもちろん重要ですが、それだけが健康を保つ鍵ではありません。

何を避けるべきかという点も同じくらい重要であり、これは自分の身体の反応を観察し、自覚することから始まります。

例えば、冷え性の人は、たとえ暑い時期であっても、身体を冷やす冷性の食品であるキュウリやトマトを避けることで不調が改善されることもあります。

「何を食べるか」ばかりに着目されがちですが、「自分の体質には適さないから食べない」というのも立派な薬膳のひとつです。

自分の体質も食べるものの性質も分からないままに「なんだか健康に良さそう」というだけで日々の食事を決めてしまうのは本当にもったいないことです。

今のようなSNS社会では、「あれを食べたら元気になった！」「これを飲んだら不調が治った！」といった情報に誰もが簡単にアクセスできます。

しかし、これらの情報はあくまであなたではない、他の誰かの体験によるものです。

他人の身体とあなたの身体は同じではないのだから、同じ効果をもたらすとは限りませんよね。

例えば、イチジクと一緒に冷たい水を飲むことは便秘の解消に効果的であるとされていますが、それが全ての人にとって適しているわけではありません。実際、便秘の程度や体質によっては、下痢を引き起こすこともあります。

このような背景から、薬膳を学び始める際には、まず自分自身の心と身体と向き合うことが不可欠です。

自分の身体が何を求めているのか、どんなものを食べるとどのように反応するのかを理解することで、薬膳を通じて真に健康的な生活を築くことができるのです。

おわりに

人生は長い学びの旅であり、特に食に関する知識は、その旅路を豊かで健康的なものに変える鍵となります。

この『はじめての薬膳 ～簡単で美味しくて運気も上がる！～』をお読みいただき、薬膳の基本的な知識を通じて、食が私たちの日常の健康と幸福にどれほど影響を与えるかを認識していただけたなら嬉しく思います。

毎日食を楽しみ、元気に過ごすことは、人生を充実させる基盤となります。

しかし、疲れてしまうと食事の準備が負担に感じることもあるでしょう。

そんな時には、体を冷やす食材（小豆、ゴーヤ、緑豆）や、体を温め（エビ、ショウガ、鶏肉）、気を巡らせる食材（陳皮、ラッキョウ、タマネギ）を知っておくことが、自分の体を季節や体調に合わせて癒す助けとなります。

乾燥する季節には肌も乾燥し、シワが増えることがあります。鏡を見て落ち込むこともあるでしょう。

毎日のスキンケアはもちろん重要ですが、薬膳の知識を活かし、体を内側から潤す食材（梨、蜂蜜、ナッツ類）を摂ることで、肌を滑らかに保ちながら笑顔も更に輝かせることができます。

本書を機に、ぜひ薬膳を日々の生活に取り入れてみて下さい。

薬膳は決して難しいものではなく、季節と土地と自分の体に寄り添った食を選ぶ、たったそれだけのシンプルな食養生です。

食は単なる栄養摂取の手段ではなく、私たちの心と体に良い影響を与え、運を開いて人生の質を向上させる力を持っています。

これからも薬膳の知識を深め、おいしく健康的な食事を楽しんで、毎日を笑顔で過ごす喜びを感じていただければと思います。

私もまた、皆様と共に、日本薬膳学会のモットー「いつまでも美味しく食べられる未病を癒す旅」を何歳になっても続けていきたいと思います。

最後に、かざひの文庫の磐﨑文彰様、そして出版プロデューサー・谷口令先生にも大変お世話になりましたこと、ここに感謝申し上げます。

令和5年　10月吉日

日本薬膳学会代表理事／鈴鹿医療科学大学 副学長

髙木久代

PROFILE

高木久代

HISAYO TAKAGI

三重県四日市市出身。鈴鹿医療科学大学副学長、保健衛生学部教授。中国・天津などで薬膳を学び、「東西医学を融合した新しい薬膳」の理論を構築。2013年に日本薬膳学会を設立、代表理事に就任。現在、食品開発やレシピ作成、養護老人施設の食事指導などにも精力的に取り組む。
三重大学医学部医学研究科博士課程修了 博士(医学)／社会福祉法人桜の森白子ホーム理事／医療薬膳師

日本《にほん》薬膳《やくぜん》学会《がっかい》公認《こうにん》

はじめての薬膳《やくぜん》

簡単《かんたん》で美味《おい》しくて運気《うんき》も上《あ》がる!

髙木久代《たかぎひさよ》 著

2023年12月2日　初版発行

発行者　磐﨑文彰

発行所　株式会社かざひの文庫
〒110-0002　東京都台東区上野桜木2-16-21
電話／FAX 03(6322)3231
e-mail : company@kazahinobunko.com
http://www.kazahinobunko.com

発売元　太陽出版
〒113-0033　東京都文京区本郷3-43-8-101
電話 03(3814)0471　FAX 03(3814)2366
e-mail : info@taiyoshuppan.net
http://www.taiyoshuppan.net

印刷・製本　モリモト印刷

出版プロデュース　谷口 令
編集協力　中村 百
装丁　藤崎キョーコデザイン事務所

ISBN978-4-86723-151-7